AF388732

ANATOMIE

DES

VERS INTESTINAUX.

DE L'IMPRIMERIE DE LACHEVARDIERE FILS,

SUCCESSEUR DE CELLOT, RUE DU COLOMBIER, N° 30.

ANATOMIE

DES

VERS INTESTINAUX

ASCARIDE LOMBRICOÏDE ET ÉCHINORHYNQUE GÉANT.

MÉMOIRE COURONNÉ PAR L'ACADÉMIE ROYALE DES SCIENCES.

QUI EN AVAIT MIS LE SUJET AU CONCOURS POUR L'ANNÉE 1818

AVEC HUIT PLANCHES.

Par Jules CLOQUET.

Chirurgien adjoint de l'hôpital Saint-Louis, Professeur agrégé à la Faculté de médecine de Paris,
Membre de l'Académie royale de médecine, de la Société philomatique; Membre correspondant
de la Société médico-chirurgicale de Berlin, de l'Académie des sciences naturelles et de la Société
de médecine de Philadelphie, de l'Académie des sciences naturelles de New-York

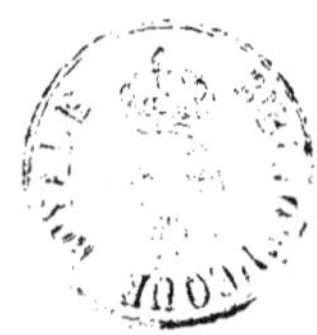

A PARIS,

CHEZ CREVOT, LIBRAIRE-ÉDITEUR,

RUE DE L'ÉCOLE DE MÉDECINE, N° 3,

PRÈS CELLE DE LA HARPE.

1824.

À LA MEMOIRE

DE M. ALHUMBERT.

HOMMAGE POUR LES ENCOURAGEMENTS QU'IL A ACCORDÉS
AUX PROGRÈS DES SCIENCES ET DES ARTS;

À

M. S. T. SOEMMERRING.

EN RECONNAISSANCE
DE L'AMITIÉ DONT IL M'HONORE.

Jules CLOQUET.

AVANT-PROPOS.

Lorsque l'Académie des sciences proposa pour question du prix, en 1818, la description anatomique des vers intestinaux connus sous les noms d'*ascaris lombricoïdes* et d'*echinorhynchus gigas*, et demanda que l'auteur s'attachât spécialement à déterminer si ces animaux ont des nerfs et des vaisseaux sanguins, ou s'ils en sont privés, je n'avais fait encore que des recherches générales sur la structure des helminthes, sans approfondir aucun point particulier de leur histoire. Excité par le désir de résoudre les questions proposées par le premier corps savant de l'Europe, je crus devoir reprendre mes travaux d'une manière spéciale : après avoir consulté les auteurs d'helminthologie, et comparé leurs opinions souvent opposées, j'ai dû étudier moi-même sur la nature la disposition des organes de ces vers qui appartiennent chacun à l'un des deux grands ordres établis par M. Cuvier, les *intestinaux cavitaires* et les *parenchymateux*. Mes recherches ont été faites sur des individus que je me suis procurés dans plusieurs hôpitaux, dans les pavillons d'anatomie de la faculté de médecine, au principal des échaudoirs de

Paris (1), ou que j'ai été à même d'examiner dans les
collections du muséum d'histoire naturelle, de la faculté
de médecine, et de l'école vétérinaire d'Alfort.

J'ai répété les mêmes dissections sur un grand nombre
de ces animaux; j'ai eu recours à différents réactifs, aux
injections, etc., pour reconnaître la structure intime de
leurs organes, que j'ai examinés avec la plus scrupuleuse
attention, successivement à l'œil nu, à la loupe et au microscope. Ce n'est qu'après m'être bien assuré de leur nature, que je les ai dessinés et décrits avec toute l'exactitude
dont je suis capable; j'ai multiplié les dessins, afin de
faciliter l'intelligence du texte, et j'ai conservé dans l'alcohol
les principales préparations anatomiques que j'ai faites,
pour les offrir à l'appui de mon travail (2).

---

(1) L'échaudoir de la rue du Roule, où l'on tue régulièrement par semaine
sept à huit cents porcs. Le directeur de cet établissement a eu la complaisance
de faciliter de tous ses moyens les recherches multipliées que j'ai cru devoir faire.
J'ai recueilli autant de vers que je l'ai jugé à propos : j'ai pu les examiner
pendant leur vie, dans l'intérieur même des viscères, et les soumettre à
diverses expériences, dans le but d'éclairer l'histoire de leurs fonctions. J'ai recueilli, non seulement les vers intestinaux dont l'académie demande la structure,
et qui sont fort communs, mais encore une grande quantité d'individus appartenants aux genres *trichocephalus*, *strongylus*. *distoma*, *cysticercus*, *echino-
coccus*. etc.

(2) Outre ces préparations, je présente à l'académie des lombrics (20 mâles
et 20 femelles), et des échinorhynques géants (20 mâles et 20 femelles), conservés intacts dans l'alcohol, afin que messieurs les commissaires puissent répéter,
s'ils le jugent convenable, les dissections, et vérifier les faits contenus dans mon
mémoire.

Dans la description des organes j'ai suivi l'ordre physio-
logique, et fait connaître successivement les appareils de
la vie de relation, ceux de la vie nutritive et ceux de la
génération.

Exposer simplement et d'une manière précise les faits
que j'ai observés; en déduire les conséquences les plus
probables, en évitant les hypothèses autant que possible,
tel a été monbut.

Dès que le temps me le permettra, je publierai les recherches que j'ai faites sur la structure des vers intestinaux
appartenants aux autres genres, afin d'établir entre eux
une classification fondée sur leur organisation, et d'assi-
gner la véritable place qu'ils doivent occuper parmi les animaux (1).

---

(1) Les commissaires nommés par l'académie pour ce mémoire, et lui en rendre
compte, étaient MM. Cuvier, Duméril, Latreille, Bosc, Delamarck.

Mon mémoire est publié textuellement tel qu'il a été envoyé au concours :
j'ai seulement retranché dans les planches les figures les moins importantes,
afin de ne point trop multiplier les frais d'impression.

Paris, avril 1824.

ANATOMIE

DES

VERS INTESTINAUX.

PREMIÈRE PARTIE.

ANATOMIE DE L'ASCARIDE LOMBRICOIDE.

CONSIDÉRATIONS GÉNÉRALES.

Linnæus (1) a établi parmi les vers intestinaux, sous le nom d'*ascaris* (2), un genre adopté depuis par le plus grand nombre des naturalistes. M. A. Rudolphi (3) en a fait le septième genre

---

(1) *Caroli a Linnæi Systema naturæ*, t. I, p. II, p. 1075-1078. Ed. XII; Holm., 1767.

(2) Le nom d'ascaride (ἀσκαρίς), dérivé du verbe grec ἀσκαρίζειν, sauter, a été donné à ce genre de vers à cause de la vivacité avec laquelle se meuvent plusieurs de ses espèces.

(3) M. Rudolphi a donné aux vers intestinaux le nom d'*entozoa*, formé des mots grecs ἐντὸς, en dedans, et ζῶον, animal. Il les divise en cinq ordres naturels, qui sont : 1° les *E. nematoïdea*, 2° *E. acanthocephala*, 3° *E. trematoda*, 4° *E. ces-*

de l'ordre premier de ses *entozoaires*. M. Cuvier (1) l'a rangé parmi les vers intestinaux *cavitaires*, qui forment, dans sa classification, le premier ordre de la deuxième classe des zoophytes. M. de Lamarck a placé le genre ascaride dans le deuxième ordre des vers intestinaux (les *rigidules*) (2). M. Duméril l'a rapporté à la seconde section de la famille des *helminthes*, ou vers intestinaux (3). Les caractères de ce genre sont, d'avoir un corps alongé, arrondi, élastique, atténué à ses deux extrémités, d'une couleur plus ou moins blanche; une bouche terminale munie de trois lèvres ou tubercules, un supérieur et deux inférieurs; un anus fendu transversalement et situé près de la queue; des organes sexuels distincts pour le mâle et la femelle.

Parmi les nombreuses espèces de ce genre (4), une des plus

---

toidea, 5° *E. cystica*. (*Entozoorum sive vermium intestinalium Historia naturalis.* 1809, t. I, p. 197; t. II, p. 124.)

(1) M. Cuvier partage les vers intestinaux en deux ordres : 1° les *cavitaires* (*E. nematoidea* de Rudolphi), qui ont un canal intestinal flottant dans une cavité abdominale distincte, une bouche et un anus; 2° les *parenchymateux*, dont le corps renferme dans son parenchyme des viscères mal terminés, et ressemblant le plus souvent à des ramifications vasculaires, ne s'apercevant même quelquefois point du tout. Ils comprennent les quatre derniers ordres de M. Rudolphi. (*Le Règne animal distribué d'après son organisation.* 1817, t. IV, p. 26 et suiv.)

(2) *Animaux sans vertèbres.* 1816, t. III, p. 147 et 206.

(3) *Traité élémentaire d'histoire naturelle.* 1807, t. II, p. 15.

M. Duméril donne au genre ascaride les caractères suivants : corps rond, égal; bouche distincte, à triple orifice. (*Zoologie analytique.* Paris, 1806, p. 503.)

M. Bosc a placé le genre ascaride parmi les vers intestins, lesquels appartiennent à la seconde division des vers. (Voy. *Hist. nat. des vers*, t. I, p. 13 et 31 : t. II, p. 27.)

(4) M. Rudolphi compte soixante-dix-sept espèces d'ascarides, parmi lesquelles il y en a une assez grande quantité de nouvelles. Il ne faut pas s'éton-

communes et des plus anciennement connues (1) est l'*ascaride lombrical* ou *lombricoïde*, *ascaris lombricoides* de Linnæus et de la plupart des auteurs (2). On trouve ce vers dans les intestins de l'homme, du cochon, de l'âne, du bœuf (3), où il se multiplie quelquefois à l'excès.

---

ner si ce nombre est inférieur à ceux établis par Gmelin (soixante-dix-huit), par Zéder (quatre-vingt-dix), etc. ; car beaucoup d'espèces admises par ces auteurs, ont été rapportées par M. Rudolphi aux genres *filaire*, *strongle*, *ophiostome*. (*Entoz.*, t. II, p. 204.)

La plupart des espèces appartenantes au genre *ascaride* ont été trouvées dans le canal intestinal des animaux vertébrés, et surtout des poissons ; on en a aussi rencontré dans les voies aériennes, dans les intestins de la grenouille (*asc. acuminata*, *asc. nigrivenosa*).

(1) Hippocrate a connu l'ascaride lombricoïde ; il le nomme ἕλμινθας στρογγυλας, tandis qu'il appelle l'ascaride vermiculaire, ἀσκαρίδες. (*Aphor.* III, XXVI, sect. VII; *Magni Hippocratis opera*, ed. Foesii, Francof., 1595.) Il donne le nom d'ἀσκαριδωδεις aux personnes attaquées de vers. (*Coic. prœnot.*, lib. II, sect. V, p. 129.)

(2) *Ascaris lumbricoides* de Müller, Rauh, Pallas, Bloch, Werner, Gmelin. Schrank, Jordens, Brera, Rudolphi, etc.

Lumbricus teres hominis, de Tyson, de Redi, de Vallisnieri.

Ascaris gigas hominis, de Goëze.

Fusaria lumbricoides, de Zéder.

L'ascaride lombricoïde a été appelé par les Français, *lombric, strongle* ; par les Allemands, *spulwurm, rundwurm* ; par les Hollandais, *ronde worm, menschenworm, kinderenworm* ; par les Danois, *menneshe-orm, spolorm, skolorm* ; par les Suédois, *mennisko-mask, spolmask* ; par les Anglais, *the round worm, round gut-worm* ; par les Italiens, *verme tondo, lombrico* ; par les Espagnols. *lombriz* ; par les Portugais, *lombriga*.

(3) Les ascarides lombricoïdes du bœuf paraissent être fort rares en Allemagne, et n'ont jamais été rencontrés par Goëze ni par Zéder. Ceux que M. Rudolphi a examinés avaient été pris sur une vache de l'école vétérinaire d'Alfort. Les lombrics du bœuf qui sont déposés dans le cabinet de cette même école, sont tellement altérés et décomposés, que je n'ai pu les comparer avec ceux des autres animaux. Je n'ai vu qu'un seul individu femelle, trouvé par M. Bremser

Les ascarides lombricoïdes sont bien plus fréquents chez les enfants que chez les adultes, et surtout que chez les vieillards, où ils
sont rares (1). Ils se développent spécialement chez les personnes
douées d'un tempérament lymphatique; chez celles qui se nourrissent d'aliments grossiers et indigestes, ou qui habitent des lieux
bas et humides. Ils déterminent des accidents très variés et plus ou
moins graves, quelquefois même la mort.

On les trouve ordinairement dans les intestins grêles, cependant
ils peuvent se rencontrer dans d'autres organes (2).

---

dans les intestins grêles d'un taureau, et qui est déposé sous le n° 155 de la
belle collection d'helminthes que le muséum de Vienne envoya à celui de
Paris (1816). Je n'ai trouvé aucune différence entre l'ascaride lombricoïde du
bœuf et ceux du cochon et de l'homme : quant à celui du cheval, il présente des
caractères assez différents pour former une espèce distincte, comme je l'établirai
à la fin de ce mémoire.

(1) Je me suis assuré de la vérité de ce fait, en comparant le nombre des
lombrics que j'ai obtenus des ouvertures de cadavres d'individus de différents
âges. J'ai retiré à peine quelques uns de ces vers sur beaucoup de corps ouverts
à l'hospice de la Salpêtrière, où l'on ne reçoit que des personnes âgées: l'hôpital
des enfants, au contraire, m'en a fourni en abondance; j'en ai recueilli quarante-
deux sur un seul sujet.

(2) Les lombrics ne descendent que rarement dans les gros intestins, et M. Rudolphi pense qu'ils sont toujours chassés au dehors quand ils viennent à passer
dans le cœcum. (*Ouv. cit.*, t. I, p. 454.) Quelquefois ils remontent dans l'estomac
et jusque dans le pharynx, où ils produisent une titillation incommode, accom-
pagnée d'une petite toux qui facilite leur sortie par la bouche. Ils peuvent,
dit-on, s'introduire dans le larynx et les voies aériennes, et déterminer des
accidents plus ou moins graves. Il n'est pas très rare de les voir pénétrer dans les
fosses nasales et ressortir par les narines; j'ai observé un fait de cette nature sur
un enfant. Martin Slabber a vu un homme rendre un lombric par les narines
en éternuant. (*Haarlem, Verhand.*, t. X, sect. II, p. 465-470.)

Les lombrics peuvent passer dans les conduits biliaires et dans la vésicule du
fiel. M. Laënnec a trouvé dans le cadavre d'un enfant, dont l'estomac renfer-

Le nombre des lombrics, chez un même individu, est extrêmement variable ; souvent on n'en trouve qu'un ou deux, d'autres fois ils sont très multipliés et agglomérés en pelotons (1). En général,

---

mait une grande quantité d'ascarides lombricoïdes, les pores biliaires distendus et le tissu du foie rongé par des vers de la même espèce. (*Bull. de la Faculté de méd. de Paris,* an XIII, n° v.) Philipp.-Fréd. Gmelin a trouvé un lombric long de trois pouces dans le milieu du canal pancréatique. (*Dissert. lumb. teret. in duct. pancreat.* Tubing., 1758, p. 4.)

On a vu des lombrics être expulsés dans des cas de hernies avec gangrène, après l'ouverture d'abcès formés dans les parois abdominales. (Voy. les *Observations* rapportées par Shellhammer, *Ephem. nat. curios.,* dec. II, ann. v, p. 19-22 ; par L. Heister, *Act. nat. curios.,* t. I, p. 591 ; par Fréd. Garmann, *Ephem. nat. curios.,* dec. I, ann. 1, p. 285 ; par Haenel, *Commerc. litt.,* Norimb., 1741, p. 112 ; par Godot, *Journ. de méd.,* t. XL, p. 145 ; par Baldinger. *Neuem Magazin,* t. VI, p. 54-57 ; etc.)

Les auteurs citent encore un grand nombre de cas dans lesquels ces mêmes vers ont été trouvés dans la cavité du péritoine, dans les reins, la vessie, les sinus frontaux, etc. ; mais beaucoup de ces observations sont inexactes : elles prouvent qu'on a souvent pris pour des ascarides lombricoïdes des vers appartenants à des genres très différents, ou même des parties inorganiques, comme des caillots de fibrine. Cependant on possède des faits dont on ne saurait mettre en doute l'exactitude. M. Duméril m'a dit avoir vu un malade rendre par l'urètre un ascaride lombricoïde. On trouve une observation semblable de Stromaïer. (*Greg. Horstii opp.,* t. II, Norimb., 1660, p. 558.) On peut également consulter le *Journal de médecine,* t. IX, p. 244-260, *Observation* de M. Moublet : le même ouvrage, t. XX, p. 458, *Observation* de M. Raisin ; la *Dissert. inaug.* de Christ. Ruhn., *De ascarid. per urin. emiss.* Jen., 1798.

En 1808, j'ai rencontré sur le cadavre d'un enfant de cinq à six ans trois lombrics volumineux, qui s'étaient logés sur la face antérieure du sacrum, dans l'écartement des deux feuillets séreux du méso-rectum, et n'avaient déterminé aucune inflammation dans cet endroit ; ils étaient sortis de l'intestin par une perforation ulcéreuse du commencement du rectum.

(1) Voy. *Journal de médecine,* t. XXXIV, p. 151, *Observation* de Daquin. M. Chabert dit avoir trouvé dans les intestins grêles d'un cheval un paquet de

leur volume est en raison inverse de leur nombre ; ils sont toujours libres dans le canal intestinal, ils n'adhèrent jamais à ses parois (1).

---

ces vers du poids de quatorze livres. (*Encyclop. méthod.*, **Hist. nat. des vers**, t. IV, 1re part., p. 135.)

(1) Excepté toutefois dans certains cas de perforations accidentelles ou maladives du canal intestinal. J'ai rencontré plusieurs ascarides lombricoïdes dans la cavité du péritoine d'une jeune fille âgée de dix ans, qui mourut à l'hôpital des enfants, vers la fin de 1813, à la suite d'une fièvre muqueuse. La membrane interne des intestins était couverte d'ulcérations arrondies, grisâtres, qui avaient, dans quelques endroits, détruit toutes les tuniques. Un lombric fort volumineux était engagé et comme retenu par le milieu du corps dans une des perforations de l'iléon.

CHAPITRE I.

CARACTÈRES EXTÉRIEURS DE L'ASCARIDE LOMBRICOÏDE.

Les ascarides lombricoïdes forment l'espèce la plus volumineuse du genre ascaride : cependant ils offrent dans leurs dimensions de nombreuses variétés, qui sont dues à l'âge des individus, aux sexes, à l'espèce d'animal dans lequel ils vivent, et probablement aussi à la quantité de matière nutritive qu'ils rencontrent dans les intestins. Ils ont de deux à quinze pouces de longueur. Chez l'homme, il est fort rare qu'ils passent douze pouces. Leur grosseur est ordinairement proportionnée à leur longueur. Leur diamètre, pris vers le milieu du corps, varie d'une ligne à deux lignes et demie.

Ils présentent des sexes séparés, et si différents, non seulement à l'intérieur, mais aussi à l'extérieur, qu'on peut facilement les reconnaître sans avoir recours à la dissection. Les mâles sont toujours plus petits, plus minces et plus rares que les femelles (1). Leur nombre est à celui de ces dernières à peu près comme 1 est à 4 (2).

---

(1) La femelle la plus longue que j'aie trouvée provenait d'un cochon; elle avait quatorze pouces dix lignes. Le mâle le plus grand que j'aie vu n'avait que neuf pouces.

(2) Il est assez remarquable que plusieurs naturalistes du plus grand mérite n'aient eu occasion de voir que des femelles, bien que les mâles soient assez communs, puisque sur trois cent trente-six lombrics que j'ai examinés, et dont j'ai disséqué un grand nombre, il y avait soixante-quatorze mâles.

M. de Blainville décrit, d'après M. Rudolphi, les organes génitaux du lom-

Le corps est arrondi, élastique, poli, luisant, d'une couleur
blanchâtre, tirant un peu sur le jaune ou sur le rouge ; il est demi-
transparent, surtout pendant la vie, ce qui permet de voir au
travers une portion du canal intestinal, ainsi que les nombreuses
circonvolutions des ovaires ou des vaisseaux séminifères, qui se
distinguent par leur blancheur et leur opacité. Il se rétrécit vers
ses deux extrémités; l'antérieure est plus mince, plus alongée que
la postérieure, et terminée *ex abrupto* par les trois tubercules de
la bouche. De ces tubercules l'un est supérieur et les deux
autres inférieurs (1). Ils sont égaux en volume, arrondis en dehors, triangulaires en dedans, et bornent l'ouverture triangulaire
de la bouche. (Pl. I, fig. 1, A ; pl. III, fig. 1, A, A, B.)

---

bric mâle, et avoue n'avoir jamais vu que des femelles. (*Dict. des scienc. nat.*,
t. III, suppl., p. 41.)

Edward Tyson, qui avait déjà observé que le mâle est plus petit que la femelle, a donné d'assez bonnes planches des organes génitaux des deux sexes.
(*Anat. observ. on the round worm bred in hum. bodies. philos. transact.* 1683,
p. 155-161.)

Redi, ayant examiné fort souvent le lombric femelle, crut ce ver hermaphrodite; il ne trouva le mâle que quatre fois, et le prit pour une espèce différente.
(*Osservazioni di F. Redi intorno agli animali viventi che si trovano negli animali
viventi.* 1684, p. 36, t. X, fig. 4.)

Vallisnieri n'a jamais trouvé que des femelles, et, copiant la planche de Redi,
il décrivit le lombric comme un ver hermaphrodite. (*Nuove osservazioni ed
esperienze intorno all' ovaja scoperta ne' vermi tondi dell' uomo e de' vitelli*, etc.
1715, p. 20.)

Je présente à l'académie vingt mâles et vingt femelles conservés intacts dans
l'alcool.

(1) La plupart des naturalistes n'ont pas déterminé la position des tubercules
de la bouche. M. Rudolphi assigne leur véritable position dans un endroit de son
ouvrage (*Ent.*, t. II, p. 126); dans un autre passage, au contraire, il dit que
l'un de ces tubercules est inférieur, et les deux autres supérieurs (même vol.,

L'extrémité postérieure du corps se termine en pointe et présente souvent à son sommet un point noir très petit (1). Chez les femelles, elle est droite, arrondie, conique et plus épaisse que l'antérieure. (Pl. I, fig. 1, B.) Dans les mâles elle est beaucoup plus mince, plus aiguë que chez les femelles, et recourbée du côté du ventre en forme de crochet (2); chez quelques individus même, sa courbure est telle qu'elle constitue un anneau complet (Pl. I, fig. 3, B); elle est également un peu déprimée, et sensiblement triangulaire; sa face abdominale est creusée en manière de gouttière; sa face dorsale, qui est fort convexe, offre une saillie moyenne, longitudinale, et bornée latéralement par deux sillons profonds qui se continuent avec les lignes latérales du corps. (Pl. III, fig. 8, A, A, B ; fig. 10.)

L'anus se trouve, dans les deux sexes, tout près de l'extrémité de la queue. Chez la femelle, il est fort apparent, et se présente sous la forme d'une fente transversale, d'une demi-ligne d'étendue environ, droite ou légèrement courbe; dans ce dernier cas, sa convexité regarde en avant. Il est borné par deux lèvres, l'une antérieure, un peu déprimée, l'autre postérieure, ordinairement plus saillante. (Pl. III, fig. 7, A.)

Chez le mâle, l'anus est moins facile à distinguer, et se trouve à l'extrémité de la gouttière de la face abdominale de la queue:

---

p. 4). M. de Blainville adopte cette dernière opinion. (*Dict. des Scienc. nat.*, t. III, suppl. p. 39.)

(1) Ce point est bien plus visible chez la femelle que chez le mâle, lequel souvent n'en présente même aucune trace. Il manque aussi chez les jeunes femelles.

(2) Très rarement la queue du mâle est recourbée en sens opposé, c'est-à-dire concave vers le dos; j'ai cependant observé cette disposition sur cinq ou six individus.

2

sa lèvre antérieure est un peu soulevée par le pénis, qui est logé au-dessous.

Le pénis est tantôt renfermé dans l'intestin, et tantôt il sort par la partie antérieure de l'anus. Dans ce dernier cas, qui est le plus rare, il se montre sous la forme d'un appendice simple, très délié, conique, jaunâtre, transparent, et légèrement courbe. Sa courbure est semblable à celle de la queue, dans laquelle il doit se retirer. (Pl. I, fig. 3, D; pl. III, fig. 10, C.)

Le corps du lombric est sillonné de rides transversales extrêmement fines et nombreuses (1), et marqué de quatre lignes longitudinales, étendues depuis la tête jusqu'à la queue, et situées à égale distance les unes des autres. Ces lignes sont indépendantes de l'enveloppe extérieure, qui les recouvre simplement; deux sont *latérales*, et beaucoup plus larges que les deux autres, dont l'une est *dorsale*, et l'autre *abdominale*.

Les *lignes latérales*, parfaitement semblables entre elles, commencent de chaque côté de la bouche, entre le tubercule supérieur et les inférieurs; très fines et difficiles à apercevoir à leur origine, elles ne tardent pas à s'élargir insensiblement; et, chez les gros lombrics, vers la partie moyenne du corps, elles ont jusqu'à un tiers de ligne environ de largeur; elles se rétrécissent ensuite.

---

(1) Ces rides transversales sont d'une telle ténuité, vers la tête, qu'on ne peut guère les apercevoir qu'à l'aide d'une loupe ; dans les autres parties du corps, il est toujours très facile de les distinguer à la vue simple; elles ne font presque jamais le tour entier du corps, mais seulement les trois quarts, la moitié ou un quart : elles sont plus marquées et plus nombreuses au ventre et au dos que sur les côtés, et dépendent de la contraction des fibres musculaires longitudinales : aussi disparaissent-elles, en tout ou en partie, quand le corps s'allonge ou quand on le distend dans le sens de sa longueur. Lorsqu'on plie un lombric, elles augmentent en saillie du côté de la concavité, et s'effacent du côté de la convexité.

et se terminent sur les côtés de la queue. Chez le mâle, elles correspondent, vers leur terminaison, aux sillons qui bornent, sur les côtés, la saillie moyenne de la face dorsale de la queue. (Pl. I. fig. 3, c; pl. III, fig. 10, B.)

Ces lignes sont droites, et d'une couleur différente de celle du corps; elles sont ordinairement blanchâtres et opaques; il est fort commun aussi de les trouver d'un rouge assez vif ou d'un brun plus ou moins obscur, etc. Quelquefois elles se dérobent en partie à la vue, à cause de leur transparence. Examinées avec attention, et spécialement sur un individu vivant, elles paraissent composées de trois lignes secondaires accolées, deux latérales plus larges, et une moyenne plus étroite et plus colorée (1).

La peau offre, au niveau de celle-ci, une cannelure longitudinale extrêmement fine, assez profonde, et qu'on ne voit bien qu'avec la loupe. Cette cannelure coupe à angle droit les rides transversales de la peau; elle existe constamment, et se trouve plus marquée dans le tiers antérieur du corps que dans le reste de son étendue; cependant on la retrouve encore près de la queue.

Les lignes longitudinales, *abdominale* et *dorsale* (2), sont bien moins prononcées que les précédentes, et paraissent plus profondément situées. Elles ne sont jamais rouges, mais toujours d'un blanc mat; elles sont un peu flexueuses, ou plutôt semblent formées par une suite de petites lignes brisées, entremêlées de renflements. Elles sont plus fines vers les extrémités, et surtout vers la postérieure, qu'à la partie moyenne du corps; cependant

______

(1) Nous verrons, par la dissection, qu'il n'y a réellement sur chaque côté du corps que deux lignes ou bandelettes accolées, bien qu'à l'extérieur il semble qu'il y en ait trois distinctes.

(2) Le ventre du lombric est la partie de son corps qui correspond à l'anus dans les deux sexes, et de plus à la vulve dans la femelle; le dos est la région opposée.

(Pl. III, fig. 3, c, d.) C'est elle aussi qui constitue, au-delà de l'anus, une gaine conique qui renferme les dernières fibres longitudinales de la queue.

Elle est percée, chez le mâle, par la bouche et l'anus, et de plus, chez la femelle, par l'ouverture de la vulve.

Cette membrane est plus extensible suivant sa longueur que suivant sa largeur. Elle se déchire plus facilement en travers que dans les autres sens; sa rupture est inégale, assez semblable à celle de l'épiderme humain, ou plutôt à celle des lames de la cornée transparente. Vue au microscope, elle paraît diaphane comme une lamelle de corne, dépourvue de pores et munie de cannelures ou lignes transversales, parallèles, très fines, parfaitement égales entre elles, et en telle quantité que chacune des rides transversales en renferme vingt-cinq à trente. Elles ne s'effacent pas, comme ces dernières, lorsqu'on tire la peau en sens opposés, parcequ'elles dépendent de la texture même de l'enveloppe cornée du corps, et non de la contraction des fibres musculaires qui lui adhèrent. Il est impossible de les voir à l'œil nu. (Pl. III, fig. 7, d.)

La peau, en se desséchant, se racornit fort peu: elle ne se détruit que difficilement par la macération, tandis que les fibres musculaires, qu'elle recouvre, tombent promptement en putrilage. Les solutions de sublimé corrosif et d'alun, l'alcool, ne lui font rien perdre de sa transparence (1).

La peau de l'ascaride lombricoïde ne paraît pas douée de sensibilité : j'ai appliqué dessus, avec l'extrémité d'un pinceau, des dissolutions de potasse caustique, de nitrate d'argent, de su-

---

(1) Ces caractères suffisent pour faire distinguer la peau des fibres musculaires qu'on trouve au-dessous; aussi ne puis-je adopter l'opinion de M. Rudolphi, qui regarde cette membrane comme formée par les fibres musculaires extérieures elles-mêmes. condensées et polies. (*Entoz.*. t. I, p. 218.)

blimé corrosif, des acides affaiblis, et l'animal ne m'a sem-
blé en éprouver aucun effet, tandis que, par ses mouvements,
il témoigne qu'il est sensible aux pressions, aux piqûres et autres
lésions mécaniques, qui portent leur influence sur les parties situées plus profondément.

§ II.

DES ORGANES DU MOUVEMENT.

L'ascaride lombricoïde se meut avec assez de vivacité, et ses
mouvements, qui sont très variés, dépendent, comme dans les
autres animaux, de la contraction de fibres charnues.

Ces fibres sont molles, demi-transparentes, comme gélatineuses (1), et d'une couleur grise ou blanchâtre. Les faisceaux qu'elles
forment sont peu distincts au premier aspect, et ne paraissent
pas réunis entre eux par du tissu cellulaire, mais seulement par
des filaments de même nature. Examiné sous le microscope,
chaque fascicule charnu paraît formé de fibres secondaires, flexueuses, parallèles les unes aux autres, demi-transparentes, à cassure
inégale aux extrémités, et ayant quelque ressemblance avec les
fibres d'un morceau de sapin coupé longitudinalement (2).

Ces fibres sont extrêmement contractiles; à mesure que le
liquide tiède dans lequel on a mis un lombric vivant, se re-

---

(1) On ne peut étudier facilement leur disposition qu'après leur avoir fait
perdre leur transparence par divers procédés, et surtout en les faisant tremper
dans une solution de sublimé corrosif.

(2) Je donne ces caractères minutieux, parcequ'ils me serviront à démontrer
que certains organes du lombric, que l'on a regardés comme musculaires, ne le
sont réellement pas.

froidit, on voit les mouvements devenir plus lents, plus rares, et enfin disparaître tout-à-fait, quand la température est descendue à douze ou quinze degrés du thermomètre de Réaumur. Le corps alors devient raide, immobile; il est pris d'un véritable engourdissement (1), qu'il ne faut pas confondre avec l'état de mort : les mouvements, en effet, peuvent reparaître vingt-quatre heures après que l'animal est resté raide et immobile, si l'on vient à porter de nouveau la température du liquide à trente ou trente-deux degrés (2).

Quand les lombrics cessent de se mouvoir dans l'eau tiède, on peut faire reparaître leurs mouvements, en ayant recours aux divers moyens d'irritation, comme aux incisions, aux piqûres, et surtout à l'action du fluide galvanique. J'ai observé cette persistance de l'irritabilité sur des lombrics, qui, depuis trente-six heures, étaient dans un état de mort apparente (3).

---

(1) L'élasticité que présente le lombric n'est, suivant M. Laënnec, « que la »raideur qui se développe dans les cadavres de tous les animaux après la mort. » (*Dictionnaire des sciences médicales*, t. II, p. 559.) Je ne puis admettre, sans restriction, l'opinion de ce savant anatomiste, parceque les mouvements du lombric peuvent renaître lorsque ce ver est resté raide, immobile, élastique pendant plusieurs heures, ainsi que je l'ai expérimenté.

(2) Si l'on élève la température de l'eau à trente-huit ou quarante degrés, l'animal s'agite d'abord avec force et rapidité; mais bientôt après les mouvements cessent, et le corps, au lieu de se raidir, devient flasque; si ensuite on abaisse la température de quelques degrés, les mouvements ne se rétablissent qu'avec beaucoup de peine et fort imparfaitement, ou même ne reparaissent pas du tout.

(3) Lorsqu'on a ouvert dans toute sa longueur un lombric vivant, et qu'on en a extrait les organes génitaux et le canal intestinal, l'enveloppe musculo-cutanée se raccourcit considérablement en se fronçant et en se roulant en spirale. Les mouvements persistent également pendant plusieurs heures, si on a soin de tenir le ver plongé dans l'eau tiède.

Exposées à l'action de l'air, les fibres musculaires se dessèchent et deviennent friables; les acides affaiblis, l'alcool, et surtout la dissolution de sublimé corrosif, les rendent opaques, blanches, plus résistantes qu'auparavant.

Les *muscles* du lombric forment deux couches superposées, et distinctes par leur situation, leur épaisseur et la direction de leurs fibres.

La première est très mince et formée de fibres transversales ou circulaires (1); la seconde est plus épaisse que la précédente : ses fibres affectent une direction longitudinale. (Pl. III, fig. 13, B, C.)

Les *fibres circulaires* se rencontrent immédiatement au-dessous de la peau, à laquelle elles adhèrent d'une manière intime. Elles font le tour entier du corps, et représentent une multitude d'anneaux aplatis, serrés les uns contre les autres, et dont le diamètre diminue à mesure qu'on les examine vers les extrémités. Ces fibres annulaires sont logées dans des espèces de cannelures

---

(1) La ténuité des fibres charnues circulaires est si grande, que ce n'est qu'avec beaucoup de peine et de patience qu'on peut constater leur existence. Pour les rendre plus apparentes, il faut laisser macérer un lombric pendant trois ou quatre jours dans de l'eau à douze ou quinze degrés de température; on le plonge ensuite pendant quelques heures dans une dissolution concentrée de sublimé corrosif; on le retire et on injecte de l'encre par une ouverture faite à l'abdomen, après quoi on peut en faire la dissection. Par ce procédé, les couches musculaires sont devenues opaques, légèrement colorées en gris, et faciles à isoler. La peau a conservé sa transparence. J'ai aussi employé avec avantage, et dans le même but, une dissolution de nitrate d'argent, dans laquelle j'ai laissé tremper des lombrics pendant une heure. En exposant ensuite ces vers à l'action de l'air et de la lumière, la peau devient noire ou d'un brun foncé, et se sépare facilement des fibres circulaires; enfin, la dessiccation peut encore servir à démontrer la disposition de ces muscles.

3

circulaires que leur présente la face interne de la peau, et qui correspondent aux intervalles des sillons extérieurs ; elles sont très rapprochées les unes des autres, mais ne se touchent pas, le plus souvent, par leurs bords voisins ; par leur face interne, elles sont étroitement unies aux fibres longitudinales qu'elles recouvrent immédiatement, ainsi que les lignes latérales ; elles sont un peu plus minces sur les côtés du corps qu'au niveau des régions dorsale et abdominale.

Les fibres longitudinales forment deux longs rubans musculeux, étendus de la tête à la queue, et dont l'un est dorsal et l'autre abdominal. Ces muscles sont assez larges vers la partie moyenne du corps, et rétrécis vers ses extrémités ; ils ont aussi plus d'épaisseur sur la ligne médiane que sur les côtés, où ils sont fort minces : ils cessent tout-à-fait au niveau des lignes longitudinales latérales, par lesquelles ils sont séparés l'un de l'autre à droite et à gauche (1).

Le muscle *longitudinal du dos* m'a paru un peu plus épais que celui de l'abdomen, surtout chez la femelle. Son extrémité antérieure se termine en pointe dans le tubercule supérieur de la bouche ; en arrière, il se porte jusqu'à l'extrémité de la queue, vers laquelle ses fibres convergent.

Le *muscle abdominal* se rétrécit en avant, comme le précédent, mais il se divise en deux portions qui se rendent isolément dans les deux tubercules inférieurs de la bouche. (Pl. III, fig. 6, A.)

Ce serait avoir une fausse idée de la disposition des muscles longitudinaux, que de considérer leurs fibres comme étendues,

---

(1) Les parties latérales du corps de l'ascaride, étant dépourvues de fibres musculaires longitudinales, sont plus minces et plus faibles que les autres régions. Aussi, lorsque ce ver devient flasque, elles s'affaissent davantage que les autres parties, et s'enfoncent du côté de la cavité viscérale. Ce phénomène est surtout remarquable sur le lombric du cheval

sans interruption, depuis la tête jusqu'à la queue. Si l'on vient, en effet, à enlever ces dernières avec précaution, on voit qu'elles n'ont pas plus d'un pouce à un pouce et demi de longueur, et qu'elles s'attachent successivement, les unes au-dessus des autres, à la peau, dans les intervalles des anneaux musculaires externes, ainsi qu'à ces anneaux eux-mêmes. Il est assez facile de constater cette disposition sur le lombric du cheval. (Pl. III, fig. 13. II, H.)

Par leur face interne, les muscles longitudinaux adhèrent fortement à des vaisseaux transversaux et à des appendices particuliers dont je parlerai, et qui les séparent du canal intestinal et des organes internes de la génération (même fig., D.); ils sont aussi, dans le même sens, en rapport avec les deux lignes ou cordons longitudinaux du dos et du ventre (1). (Même fig., E, F.)

---

(1) M. Rudolphi, qui s'est occupé avec tant de succès de l'organisation et de la classification des vers intestinaux, a donné une description inexacte des muscles de l'ascaride lombricoïde. Il dit que les fibres transversales, visibles à l'extérieur, sont interrompues par les quatre lignes saillantes qui mesurent la longueur du ver, et sont situées, deux sur les côtés, et les deux autres au dos et à l'abdomen. Il pense que ces lignes forment des points d'appui qui reçoivent les insertions des fibres transversales : *Quibusque fibræ transversæ annexæ, seu loco quasi fixo insertæ.* M. Rudolphi a pris les nerfs et les vaisseaux de l'ascaride pour des muscles longitudinaux; il n'a réellement pas connu ceux-ci, et s'est formé des fibres transversales une idée tout-à-fait inexacte. (Voy. *Entoz.*, t. 1, pag. 218 et suiv.)

M. de Blainville n'a point parlé des fibres annulaires que l'on trouve immédiatement au-dessous de la peau; il décrit les fibres longitudinales comme formant la couche musculaire extérieure. Selon le même anatomiste, la couche interne du corps « est évidemment composée de fibres musculaires transversales, beau- » coup plus nombreuses en avant qu'en arrière; elles passent d'un côté à l'autre, » en s'attachant entre les fibres de la couche externe; un grand nombre se ter-

J'ai étudié les mouvements des lombrics sur beaucoup d'individus que j'ai conservés assez long-temps en vie dans de l'eau et du lait dont la température était maintenue à trente-deux degrés. Voici les principales observations que j'ai faites, indépendamment des remarques que j'ai déjà données sur la persistance de la contraction musculaire dans ce genre de ver.

Les ascarides lombricoïdes se meuvent avec assez de force et d'agilité quand on les extrait d'un animal nouvellementégorgé et qu'on les plonge aussitôt dans de l'eau tiède. Ils peuvent se raccourcir (1), s'alonger (2), former différentes courbes, ramper, s'enlacer en manière de nœuds, s'entortiller, se pelotonner les uns autour des autres.

Les mouvements de l'extrémité antérieure du corps sont plus vifs et plus fréquents que ceux de la postérieure (3).

Les mouvements sont généraux, ou se font partiellement : sou-

---

» minent au canal intestinal. » (*Dict. des scienc. nat.* , t. III, *Append.*, pag. 40.) J'avais d'abord cru, ainsi que M. de Blainville, que ces fibres internes et transversales étaient charnues ; mais un examen plus attentif m'a fait découvrir qu'elles étaient d'une autre nature.

(1) Le raccourcissement est dû à l'action simultanée des fibres longitudinales du dos et de l'abdomen. Ce mouvement est bien moins sensible que ceux de flexion et d'extension, produits par ces mêmes muscles, qui se contractent et se relâchent alternativement. Pendant le raccourcissement, le corps grossit très peu, mais les rides transversales de la peau se multiplient et se prononcent davantage.

(2) L'alongement du lombric est produit par les fibres annulaires, lesquelles, venant à se contracter, rétrécissent le corps et l'alongent en comprimant les organes et la sérosité qu'il renferme. Ce mouvement est très borné, et pendant qu'il a lieu, les rides de la peau s'effacent en partie ou même disparaissent entièrement.

(3) La tête de tous les vers intestinaux que j'ai pu examiner vivants m'a toujours paru jouir de mouvements plus prompts et plus étendus que ceux des autres parties.

vent , dans un même instant, le corps se raccourcit dans un point ,
tandis qu'il s'alonge dans un autre ; se fléchit dans un endroit et
se redresse dans un autre , etc. (1).

Les lombrics se meuvent principalement par des mouvements
ondulatoires , lesquels résultent de flexions et d'extensions qui se
font alternativement dans le sens vertical. Il y a fort peu de mouvements latéraux ; cependant ils ont lieu, et, combinés avec les
deux précédents, ils font exécuter aux extrémités du corps des
mouvements de circonduction plus ou moins étendus (2).

Les lombrics sont constamment restés au fond des vases dans
lesquels je les avais mis, et ne se sont jamais élevés dans le liquide
pour venir à sa surface.

Les trois tubercules de la tête s'écartent et se rapprochent
alternativement d'une manière assez lente pour produire l'ouverture ou l'occlusion de la bouche. Je n'ai jamais vu le lombric
se servir de sa bouche, comme d'une ventouse , pour prendre un
point d'appui, ainsi qu'on l'a avancé, et comme cela s'observe
dans les sangsues en particulier. J'ai essayé nombre de fois, et
toujours sans succès, de déterminer ce mode de succion , en pré-

---

(1) On conçoit très bien comment ces mouvements d'alongement et de raccourcissement, d'extension et de flexion, s'exécutent d'une manière isolée, dans
les diverses régions , en considérant, ainsi que je l'ai indiqué, les fibres musculaires comme formant autant de muscles ou des faisceaux distincts les uns
des autres.

(2) Les lignes latérales et les médianes de l'abdomen et du dos n'éprouvent
aucun changement sensible dans leur forme pendant ces divers mouvements.
Dans les lombrics de terre, si différents d'ailleurs des ascarides lombricoïdes par
leur organisation, par l'étendue de leurs mouvements , etc. , on voit les vaisseaux longitudinaux se remplir et se vider successivement pendant la contraction
ou le relâchement des diverses parties du corps.

sentant la bouche de cet animal à la surface du bocal (1). Ce n'est qu'avec beaucoup de peine qu'il chemine sous l'eau dans laquelle il est plongé, et pour cela il appuie successivement les différentes parties de son corps sur les parois du vase qui le renferme.

Les trois tubercules de la bouche peuvent se rapprocher fortement par leur sommet, et s'écarter en même temps par leur base, de manière à laisser entre eux trois ouvertures latérales, arrondies (2).

La femelle redresse quelquefois la dernière extrémité de sa queue; ce mouvement produit un léger écartement des deux lèvres de l'anus. Je n'ai pas observé ce mouvement chez le mâle.

----

(1) Aussi ne puis-je adopter, ou du moins jusqu'à présent, l'opinion de M. Fortassin, qui pense que les ascarides lombricoïdes se servent des tubercules de leur tête pour se fixer sur les parois des intestins, comme la sangsue le fait avec son disque. « M. Fortassin, ayant mis dans une fiole un ascaride lombricoïde vivant, voulut ensuite l'en retirer avec des pinces, et n'y parvint qu'avec peine ; le ver en se détachant produisit un bruit semblable à celui qu'aurait pu faire un bouchon. » (*Dict. des scienc. méd.*, t. II, p. 544.) Un semblable phénomène doit être très rare, puisqu'il ne s'est pas présenté une seule fois sur plus de quatre-vingts lombrics que j'ai conservés vivants, à différentes époques, et pendant un laps de temps plus ou moins long.

(2) M. Brera a représenté les trois ouvertures que peuvent laisser entre eux les tubercules de la bouche du lombric. (*Voy. Memorie fisico-mediche di V. Luigi Brera*, pl. III, fig. 19.) De ces ouvertures, deux sont supérieures et latérales, une et inférieure et moyenne.

§ III.

DES ORGANES DE LA SENSIBILITÉ.

Nous avons vu que l'ascaride lombricoïde est sensible aux divers agents mécaniques qu'on applique à la surface de son corps; si l'on présente à sa bouche des matières irritantes, comme de l'esprit de vin, du vinaigre, de l'alun dissous, bientôt il témoigne par des mouvements brusques, et pour ainsi dire convulsifs, qu'il reçoit l'impression de ces agents. D'après ces faits, ne pourrait-on pas soupçonner chez lui le sens du goût? Je crois qu'on peut raisonnablement le supposer, sans avoir néanmoins d'autres preuves à alléguer en faveur de l'existence de ce sens.

Ce ver m'a paru insensible aux odeurs, à la lumière solaire la plus vive et aux bruits les plus forts. Au reste on ne retrouve chez lui aucun organe qui puisse faire admettre l'existence de ces sensations; mais l'air exerce sur lui une action dont nous parlerons bientôt.

Le lombric est-il pourvu de nerfs, et, s'ils existent, quelle est leur disposition? Je crois pouvoir résoudre cette question par l'affirmative, d'après les observations que je vais faire connaître.

Les lignes médianes de l'abdomen et du dos commencent, comme je l'ai dit, par une extrémité fort rétrécie, l'une entre les deux tubercules inférieurs de la bouche, l'autre à la base du tubercule supérieur. (Pl. I, fig. 1, E, E; pl. III, fig. 1, C; fig. 4, D.) Chez quelques individus, j'ai constaté qu'elles formaient autour de la bouche un véritable cercle anastomotique, que j'ai cherché en vain sur beaucoup d'autres. Ce cercle se confond en partie avec un autre cercle constitué, par la réunion des lignes latérales entre elles, dans ce même endroit.

Les lignes dorsales et abdominales descendent ensuite, en aug-
mentant un peu de grosseur, jusque vers le milieu du corps, et
diminuent de nouveau vers la queue; elles représentent deux longs
cordons blancs, composés chacun d'une série de petites lignes
réunies angulairement ou brisées, légèrement renflées au niveau de chaque angle, et envoyant, à droite et à gauche, des
filaments dont la ténuité est si grande qu'ils échappent souvent à l'œil, même armé d'une forte loupe. (Pl. III, fig. 7, C;
fig. 13, E.)

Les cordons que nous décrivons sont situés en dedans du plan
des fibres musculaires longitudinales, et descendent au milieu de
vaisseaux et d'appendices nourriciers que nous ferons connaître,
et par lesquels ils sont cachés, principalement dans le tiers antérieur du corps.

Celui qui règne au milieu de l'abdomen forme, autour de la
vulve, un cercle blanchâtre qui n'est pas très visible chez
beaucoup de femelles. Ils sont toujours d'un blanc mat, et
faciles à distinguer des fibres musculaires demi-transparentes et
comme gélatineuses sur lesquelles ils reposent. Je les ai examinés
avec soin sur plus de deux cents lombrics, et je ne les ai jamais
trouvés d'une autre couleur; ils se cassent avec beaucoup plus de
facilité que les fibres musculaires. Vus sous le microscope, ils ne
paraissent pas creux, ne présentent pas une texture fibreuse,
mais semblent formés par un tissu granulé, très fin, comme
médullaire, qui offre quelque analogie avec celui des lignes
latérales, sans être cependant jamais coloré en rouge ou en brun,
comme le leur.

La disposition de ces cordons longitudinaux, les renflements
successifs qu'ils éprouvent, les filaments déliés qu'ils donnent
de part et d'autre, leur réunion autour de la bouche, leur
couleur constamment blanche, et leur texture intime, peuvent les

faire considérer comme des nerfs munis de renflements ou de gan
glions (1). Mon opinion à cet égard acquerra encore plus de
force, quand j'aurai fait connaître la structure des lignes latérales,
qui diffèrent totalement de celles dont je viens de parler, et des
fibres charnues longitudinales (2).

---

(1) Les expériences que j'ai tentées avec la pile, pour m'assurer de la nature
de ces cordons, m'ont appris seulement qu'ils ne sont pas contractiles comme
les muscles, mais qu'ils peuvent transmettre le fluide galvanique à ces organes,
et déterminer ainsi leurs contractions. Lorsqu'on les irrite d'une manière méca-
nique, les muscles voisins se contractent ; cependant, comme les mêmes effets se
reproduisent lorsqu'on agit sur un faisceau de fibres musculaires, ces résultats ne
peuvent être regardés comme entièrement concluants en faveur de mon opinion

(2) M. Rudolphi refuse des nerfs aux vers intestinaux. Il dit les avoir cherchés
en vain sur le strongle géant, l'ascaride lombricoïde, l'échinorhynque géant, etc. :
et il termine en disant : *Cerebro et nervis entozois ergo non concessis, principium
nerveum reliquæ materiæ nuptum et immixtum sensorii qualiscumque nervorumque
functioni præesse supponamus.* (*Entoz.*, t. I, pag. 239.) Il pense que les cordons
blancs du dos et du ventre de l'ascaride lombricoïde sont de nature musculeuse.
(*Entoz.*, t. I, pag. 256.) Cette opinion n'est pas admissible. M. Laënnec, au
contraire, les regarde, ainsi que nous, comme formés par une réunion de gan-
glions nerveux. (*Dict. des scienc. méd.*, t. II, pag. 242.)

Un savant aussi distingué que modeste, M. Otto, professeur d'anatomie à
Breslau, et ami de M. Rudolphi, s'est occupé avec beaucoup de patience
de l'organisation des vers intestinaux ; il a reconnu avec nous l'existence des nerfs
dans les ascarides lombricoïdes.

M. de Lamarck admet également des nerfs dans les vers des intestins. Plusieurs
naturalistes ont cru devoir suspendre leur jugement sur l'existence des nerfs dans
cette classe d'animaux.

En assignant un système nerveux à l'ascaride lombricoïde, je suis heureux
de pouvoir m'appuyer de l'autorité de M. Cuvier, qui dit, en parlant des vers
intestinaux cavitaires : « Il paraît qu'il y a deux cordons nerveux, partant d'un
» anneau qui entoure la bouche et règne sur toute la longueur du corps, à la
» face interne de l'enveloppe. » M. Cuvier, ayant vérifié ce fait sur divers ascarides,

§ IV.

DES ORGANES DE LA DIGESTION.

L'appareil digestif de l'ascaride lombricoïde se compose d'un long canal alimentaire, étendu de la tête à la queue, libre ou adhérent, suivant les régions, et qui se termine par deux ouvertures, la bouche et l'anus. On peut le diviser en œsophage, en estomac et en canal intestinal proprement dit. (Pl. I, fig. 2, F, F.)

La *bouche*, entourée des trois tubercules que j'ai décrits, et dont j'ai indiqué la structure musculaire et les mouvements, se montre sous l'apparence d'une fente triangulaire, ou à trois branches égales (1), deux supérieures un peu obliques, et une inférieure verticale. En dedans de cette ouverture, on aperçoit, à l'aide d'une forte loupe, plusieurs granulations très petites, blanchâtres, arrondies, demi-transparentes, dont j'ignore la nature : peut-être sont-elles glanduleuses? (Pl. I. fig. 1 ; pl. II, fig. 1, c ; pl. III, fig. 2, fig. 9.)

A la bouche succède un *œsophage* musculeux, de quatre à cinq lignes de longueur, qui est droit et plus étroit en avant qu'en arrière, ou d'une forme conoïde fort alongée. Il est d'un blanc opaque, et beaucoup plus épais, plus ferme et plus résistant que les autres parties du tube digestif. Sa face externe (2)

---

strongles, et surtout dans le prionoderme nasal, ne croit pas devoir se rendre aux doutes de M. Rudolphi. (*Reg. anim.*, t. IV, pag. 29.)

(1) M. Rudolphi dit que la bouche est souvent saillante sous l'apparence d'un tube très court. (*Entoz.*, t. I, pag. 227.) Je n'ai jamais rien observé de semblable sur les lombrics vivants ou morts dont j'ai étudié la bouche.

(2) Dans le lombric du cheval, la face externe de l'œsophage est creusée de

est unie de toutes parts à l'enveloppe musculo-cutanée du corps, par l'intermède de filaments blanchâtres, fort déliés, rayonnés, qui s'y implantent perpendiculairement, et sont abreuvés par la sérosité qui remplit la cavité viscérale. (Pl. I, fig. 2, F; pl. II. fig. 4.)

La cavité de l'œsophage est assez étroite, triangulaire, et formée par trois coulisses profondes, longitudinales, réunies en un centre commun. Son orifice de communication avec l'estomac est triangulaire comme la bouche. (Pl. II, fig. 1, D, E; fig. 4.)

L'œsophage est formé par deux membranes : l'une, extérieure, est épaisse et blanche; l'autre, intérieure, est plus mince et légèrement jaunâtre sur le plus grand nombre des individus. Peut-être cette couleur est-elle due au contact des matières qui séjournent dans ce conduit. Examinées au microscope, les deux membranes de l'œsophage n'offrent pas de fibres distinctes; l'extérieure paraît formée par un tissu opaque, aréolaire. Elles sont unies entre elles au moyen de fibres musculaires très courtes, assez fortes, comme rayonnées, qui se portent directement de l'une à l'autre, et donnent à l'œsophage l'épaisseur qu'il présente. (Pl. II, fig. 4, A, B, C.)

La contraction des fibres musculaires de l'œsophage doit avoir pour effet de rapprocher les deux membranes de ce conduit, et par conséquent de produire sa dilatation. Je ne fais que soupçonner cet usage; car je n'ai jamais observé de mouvements sensibles dans ces fibres sur des ascarides vivants dont j'avais coupé l'œsophage transversalement (1).

---

trois sillons longitudinaux plus ou moins profonds, dont on ne retrouve que quelques traces sur l'œsophage de l'ascaride lombricoïde de l'homme.

(1) Pour bien voir la disposition de ces fibres et celle des deux membranes

L'œsophage se trouve séparé par un étranglement assez marqué
de la seconde portion du canal digestif ou de l'*estomac*, lequel
s'étend jusqu'à la réunion du tiers antérieur du corps avec les
deux tiers postérieurs. Ce dernier organe est assez large, situé sur
la ligne moyenne du corps (1), et aplati de haut en bas, de
telle sorte que ses parois (supérieure et inférieure) sont appli-
quées immédiatement l'une contre l'autre. Son extrémité postérieure se rétrécit insensiblement, et s'arrondit, pour se continuer avec le canal intestinal proprement dit. (Pl. I, fig. 2, F,
F. G.)

Les faces supérieure et inférieure de l'estomac correspondent
aux *vaisseaux* et surtout aux *appendices nourriciers* qui revêtent
la face interne du corps, et envoient entre eux de nombreux filaments transparents, blanchâtres. Ses bords, qui sont latéraux, donnent naissance à de semblables filaments, mais qui sont plus longs
et tellement rapprochés les uns des autres qu'ils paraissent, au
premier abord, constituer une sorte de membrane. Ces vaisseaux
se continuent avec les conduits et les appendices nourriciers dont
j'ai à parler : en s'éloignant de l'estomac, qu'ils brident transversalement, ils s'écartent entre eux, et laissent, de chaque côté, un

---

qu'elles réunissent, il faut pratiquer une section transversale sur l'œsophage
volumineux du lombric du cheval. On peut distinguer les parties à la vue simple.

(1) Lorsqu'on ouvre un lombric, en le fendant longitudinalement du côté de
l'abdomen, et qu'on l'étend, en le fixant avec des épingles sur une plaque de
cire, l'estomac semble se porter tantôt à droite et tantôt à gauche, en se rapprochant ou en s'éloignant alternativement des lignes latérales. Ces déviations
n'existent pas dans l'état naturel ; elles dépendent de la manière dont se rompent
les vaisseaux absorbants qui fixent, sur les côtés, cette portion du canal alimentaire. On pourra les observer dans quelques unes des préparations anatomiques
que je présente à l'appui de ce mémoire.

espace prismatique et triangulaire, dont la base correspond aux lignes latérales du corps, et le sommet aux bords mêmes de l'estomac. (Pl. II, fig. 5.)

Cet espace est occupé par la sérosité qui remplit le corps, et se continue avec la cavité qui renferme le reste du canal intestinal et les organes de la génération (1).

Je regarde les filaments qui naissent de l'estomac comme des vaisseaux absorbants, bien que je n'aie jamais pu y faire passer de liquides colorés (2).

Je parlerai de l'organisation de l'estomac, après avoir donné la description du *canal intestinal proprement dit*.

Celui-ci commence par une extrémité rétrécie, à l'endroit où se termine l'estomac, c'est-à-dire vers la fin du tiers antérieur du corps. Fixé d'abord par quelques filaments, il devient bientôt libre, et descend directement au milieu des nombreuses circonvolutions des ovaires ou des conduits séminifères, qui flottent autour de lui, et le masquent en grande partie. Il se dilate de plus en plus, à mesure qu'il s'approche de la queue. Son extrémité postérieure, large et très dilatée chez la femelle, bien plus

---

(1) Pour avoir une idée exacte de la forme et de la disposition générale, non seulement de l'estomac, mais aussi des autres parties de l'appareil digestif chez le lombric, il faut avoir recours à des coupes transversales du corps, faites à diverses hauteurs. J'ai aussi, dans le même but, distendu le canal intestinal avec de l'air ou des injections solides. Il faut avoir soin de pousser ces matières avec beaucoup de précaution, sans quoi il se fait des ruptures et des épanchements.

(2) Lorsqu'on sépare entièrement le canal intestinal, et qu'on le plonge dans l'eau, on voit que les vaisseaux qui en proviennent le hérissent de toutes parts, et lui donnent un aspect tomenteux, surtout dans son tiers antérieur et dans sa partie la plus postérieure. Au niveau des organes de la génération, le canal alimentaire est parfaitement lisse et dépourvu de ces productions vasculaires.

rétrécie chez le mâle, finit par adhérer de toutes parts aux parois
de la cavité splanchnique.

Dans le mâle, la fin du tube digestif est aplatie, et sa paroi
inférieure soulevée par le réservoir séminal qui fait saillie dans
son intérieur. Arrivé tout près de l'extrémité de la queue, le canal intestinal se rétrécit, se courbe un peu en bas, et se termine
à l'anus, dans l'un et l'autre sexe. J'ai indiqué la disposition de
cette ouverture (1).

Les parois de l'estomac et du canal intestinal sont très minces,
transparentes, et se rompent avec tant de facilité, que la moindre
traction suffit pour les déchirer. On voit facilement à travers
les matières qu'elles renferment, et dont la couleur est jaune,
verdâtre ou brune.

Il m'a été impossible de découvrir leur texture à l'œil nu ; mais,
en les examinant avec une forte loupe, et mieux encore au microscope, j'ai vu. 1° qu'elles sont formées par une membrane très
mince, diaphane, comme gélatineuse, et dans laquelle je n'ai pu
trouver de vaisseaux (2); 2° que cette membrane, prise dans l'esto-

---

(1) Au-delà de l'anus, on trouve, dans la queue des lombrics, une petite cavité
allongée, plus spacieuse dans la femelle que chez le mâle ; elle est traversée de
haut en bas par des filaments blanchâtres qui se fixent d'une part à la face interne
de la peau, et de l'autre au canal intestinal, au-dessus de l'anus. Cette fossette
est remplie par le fluide séreux qui occupe toute la cavité du corps, avec laquelle
elle communique au-dessus des intestins; aussi en coupant l'extrémité de la queue,
la sérosité s'écoule alors par l'incision, et tout le corps devient flasque.

(2) J'ai cherché en vain, un grand nombre de fois, le vaisseau longitudinal
qui règne, selon M. de Blainville, dans toute la longueur de la face dorsale de
l'estomac (*Dict. des scienc. nat.*, t. III, *Append.*, pag. 41), ainsi que les vaisseaux que M. Rudolphi a cru y découvrir. « *Præter istas vero plicas*, dit-il, *vasa
etiam in intestinorum tunicis vidisse mihi visus sum satis copiosa.* » (*Entoz.*, t. I,

mac, offre une grande quantité de valvules plus ou moins saillantes, disposées en mailles ou aréoles anguleuses, irrégulières,
plus abondantes dans certains endroits que dans d'autres, et de
plis transversaux, et qui ont de l'analogie avec les valvules conni-
ventes qu'on rencontre dans l'intestin grêle de l'homme : 3° qu'elle
est dépourvue de villosités (1) ; 4° qu'on ne peut la séparer en
deux lames, bien qu'on soit tenté de les admettre, ainsi que l'a
fait M. Rudolphi, d'après l'organisation du canal intestinal de la
plupart des animaux ; 5° que la partie inférieure du canal digestif
est encore plus mince et plus transparente que la supérieure :
qu'elle est lisse et dépourvue de valvules.

En retirant le canal intestinal d'un lombric vivant et en le
plongeant dans l'eau tiède, on y observe des mouvements très
sensibles de redressement dans divers sens, mais on ne peut y
apercevoir de dilatation ni de resserrement ; ces mouvements
persistent assez long-temps.

D'après la disposition indiquée des organes de la digestion de
l'ascaride lombricoïde, disposition qu'on retrouve, à peu de
chose près, dans tous les nématoïdes de M. Rudolphi, on
peut admettre que ce ver pompe par la bouche une portion des
matières intestinales dans lesquelles il est plongé : que peut-
être il les triture entre les trois tubercules de sa bouche et dans

---

pag. 248.) Je pense que M. Rudolphi aura pris pour des vaisseaux les plis des
membranes intestinales, qui figurent assez souvent des espèces d'anastomoses ;
quelquefois ces plis ont de la ressemblance avec les trachées que l'on trouve
dans les insectes, mais cependant ne peuvent être confondus avec elles après
un examen attentif.

(1) Dans beaucoup d'oiseaux, dans les reptiles, les poissons, les insectes et les
vers, selon M. Rudolphi, la membrane interne des intestins n'est pas villeuse,
mais simplement plissée. (*Entoz.*, t. I, pag. 148.)

son œsophage éminemment musculeux ; que ces matières (1) passent de là dans la seconde portion du tube digestif, qui est abon-
damment pourvu de valvules, et qui, donnant naissance à une
foule de vaisseaux absorbants, fait l'office d'estomac et d'intestin
grêle tout à la fois ; que c'est dans cette partie du canal alimentaire que se fait la séparation des matières alibiles et des excréments (2) ; que le chyle, absorbé par les vaisseaux qui fixent le
canal intestinal aux conduits et aux appendices nourriciers, est
porté par eux dans ces derniers organes ; que les matières excré-
mentitielles, au contraire, sont poussées dans la partie postérieure
de l'intestin, où elles peuvent s'accumuler en plus ou moins grande
quantité, avant d'être expulsées définitivement par l'anus (3).

---

(1) Lorsqu'on examine ces matières sur un ascaride vivant, elles sont très fluides,
homogènes, et s'écoulent dès qu'on fait une ouverture au canal intestinal ; mais,
lorsque l'animal est mort depuis quelque temps, et surtout quand il a macéré
dans l'alcool ou la solution de sublimé corrosif, elles se séparent en deux portions : une solide, coagulée, comme lamellée, colorée en jaune ou en vert, et
qui se brise avec facilité en fragments de longueur variable, ce qui donne au
canal qui la renferme un aspect cloisonné qu'il n'a réellement pas ; l'autre partie
de ces matières reste fluide ; elle est blanchâtre, lactescente, et se trouve en
plus grande quantité dans la partie supérieure du tube digestif que dans l'inférieure. Chez certains individus, elle est presque transparente, et bien moins visible que chez d'autres. Est-elle de nature chyleuse ? et, dans ce cas, avait-elle
été formée par l'animal dans lequel vivait le lombric, ou bien par l'action des
organes digestifs de ce dernier ?

(2) La nature différente des matières contenues dans le canal intestinal de l'ascaride lombricoïde et du chyle des animaux, fait qu'on ne saurait admettre
l'hypothèse émise par quelques naturalistes, que les vers intestinaux pompent
uniquement le chyle sur les villosités des intestins. (*Dissert. de febrib. et variol.
vermin. Præs.* **G. C. Beireisio,** *des. auct.* **P. E. Hinze.** Helmstadt, 1780, 53,
pag. 4.)

(3) Les mouvements successifs d'alongement et de raccourcissement, de

La digestion dans l'ascaride lombricoïde nous paraît donc aussi simple que possible (1) ; les principes alibiles sont spécialement fournis par les matières alimentaires introduites dans le tube digestif ; cependant on ne saurait affirmer que l'absorption extérieure ne puisse aussi concourir à la nutrition (2).

§ V.

DES ORGANES SPÉCIAUX DE LA NUTRITION.

Outre de nombreux vaisseaux absorbants qui naissent surtout du tiers antérieur du tube digestif, on trouve, dans toute la

---

resserrement et de dilatation du corps, sont transmis au canal intestinal, et doivent contribuer à faire cheminer les matières qui le remplissent. On ne peut s'empêcher de regarder ces mouvements comme de puissants auxiliaires de ceux de l'intestin.

Comme le canal intestinal avant de se terminer devient adhérent par ses prolongements vasculaires, il est possible qu'il laisse encore absorber, dans cet endroit, une portion des matières qu'il renferme.

(1) Je n'ai pu trouver dans l'ascaride lombricoïde d'organes comparables aux glandes qui, chez la plupart des animaux, versent le produit de leur sécrétion dans le canal digestif.

(2) Quoique la peau du lombric paraisse dépourvue de porosités, même au microscope, il est hors de doute que, dans certaines circonstances, elle absorbe des liquides et les introduit dans le corps. Lorsqu'un ascaride est resté quelque temps exposé au contact de l'air, il se flétrit, devient flasque ; si on le plonge dans l'eau après avoir lié ses deux extrémités, il reprend sa rondeur, son élasticité, en absorbant ce liquide : mais ici est-ce bien une absorption vitale ? Je suis porté à regarder plutôt ce phénomène comme purement hygrométrique. Nous l'observerons d'une manière encore bien plus marquée pour l'*echinorhynchus gigas*.

longueur du corps des organes spéciaux de nutrition dont la structure n'avait point été déterminée jusqu'à présent.

Ils sont formés par des vaisseaux et des appendices particuliers. lesquels, par leur réunion, constituent la couche la plus intérieure du corps, et qu'on trouve surtout dans les régions dorsale et abdominale, depuis la bouche jusqu'à la queue. (Pl. I, fig. 2, N, N; pl. III, fig. 13, D.) Les naturalistes n'ont pas connu la véritable nature de ces parties; les uns les ont considérées comme musculaires (1), les autres comme un tissu pulpeux particulier. destiné à fixer le canal intestinal et les organes internes de la génération (2).

Après avoir ouvert un lombric suivant sa longueur, si on examine la face interne du corps, on voit qu'elle est tapissée par un tissu mollasse, gris ou jaunâtre, demi-transparent comme les muscles, avec lesquels on le confond aisément au premier aspect. Ce tissu est infiltré, abreuvé par une sérosité légèrement visqueuse. qui baigne de toutes parts le canal intestinal, les organes génitaux, et s'échappe en abondance dès qu'on ouvre le ventre (3). Il constitue une couche très épaisse et sans fibres distinctes dans le tiers

---

(1) M. Rudolphi dit, en parlant des muscles du lombric : *Intus autem strata plurima, separabilia efformant, intimæque fibræ laxiores in telam quasi cellulosam seu fila, vasa et genitalia, et tubum intestinalem revincientia, demum abeunt.* (*Entoz.*, t. I, p. 218.)

M. de Blainville émet une opinion semblable. (*Dict. des scienc. nat., Append.*, t. III, p. 40.)

(2) M. Laënnec (*Dict. des scienc. méd.*, t. II, p. 343) donne à l'ensemble de ces organes le nom de *tissu muqueux*.

(3) Cette sérosité est ordinairement jaunâtre. plus pesante que l'eau, ce dont on peut s'assurer en piquant un lombric sous l'eau ; on la voit aussitôt s'échapper et gagner assez rapidement le fond du liquide. Elle est d'une saveur douceâtre

antérieur du corps : très mince au contraire et à fibres manifestement transversales dans les deux tiers postérieurs. Quand on distend en travers la peau et les muscles qui lui adhèrent, il se fend longitudinalement sur la ligne médiane dans le tiers antérieur du corps seulement, et au fond de la fente on aperçoit le cordon nerveux du dos ou de l'abdomen, suivant la région qu'on examine.

Quand on se sert d'une forte loupe pour étudier plus en détail l'organisation de ce tissu, après avoir épongé la sérosité dont il est abreuvé, on découvre qu'il est formé de deux parties : 1° de *vaisseaux* extrêmement nombreux, fins, diaphanes, dont la direction est transversale, et qui sont d'autant plus courts qu'ils sont plus profonds ou plus rapprochés de la couche musculaire longitudinale, à laquelle ils adhèrent fortement ; 2° de plusieurs milliers de *cæcum* ou *appendices pédiculés,* qui naissent perpendiculairement de ces vaisseaux et flottent dans la sérosité qui remplit le ventre. Je donne à ces organes le nom de *conduits* et d'*appendices* ou *cæcum nourriciers.* Leur disposition est des plus curieuses.

1° *Conduits nourriciers.* Leur direction est transversale ; par leurs extrémités ils se continuent de chaque côté du corps avec les vaisseaux absorbants qui naissent du canal intestinal, et paraissent aussi communiquer entre eux au moyen de canaux très étroits, transparents comme eux, mais longitudinaux, qui règnent près des lignes latérales (1). (Pl. II, fig. 3, A, B, B.)

---

d'abord, et ensuite un peu astringente. Elle n'a aucune action sur les papiers de tournesol et de curcuma. En se desséchant, elle donne aux corps sur lesquels on l'a étendue un aspect luisant et comme vernissé. Les acides et l'alcool y forment un précipité blanchâtre, floconneux, ce qui semble indiquer qu'elle contient de l'albumine.

(1) Ces conduits de communication, difficiles à voir, à cause de leur ténuité et

Les conduits nourriciers sont très apparents dans les deux tiers postérieurs du corps, tandis qu'ils sont entièrement masqués dans le tiers antérieur par les appendices auxquels ils donnent naissance, et qui dans cet endroit ont beaucoup de longueur; ils sont coupés à angle droit par les deux cordons nerveux qui descendent entre eux et les muscles longitudinaux. J'ai vu, sur plusieurs individus, les canaux nourriciers former des espèces d'anneaux qui étaient traversés par ces mêmes nerfs. (Pl. II. fig. 3, n.)

Les vaisseaux nourriciers transversaux, parallèles les uns aux autres, communiquent encore ensemble dans leur longueur. Ils sont plus étroits au milieu qu'à leurs extrémités, qui sont comme renflées.

2° *Appendices ou cœcum nourriciers.* Ce sont des prolongements, piriformes pour la plupart, qui naissent à angle droit des conduits précédents. Ils sont bien plus développés et beaucoup plus nombreux, ainsi que je l'ai dit, dans le tiers antérieur du corps que dans ses deux tiers postérieurs, où ils ne dépassent guère le niveau des vaisseaux nourriciers, sont fort rares, et souvent même n'existent pas du tout (1) : aussi est-ce surtout dans le premier endroit qu'il faut les étudier. Ces appendices sont plus longs sur la ligne moyenne, et deviennent de plus en plus courts, à mesure

---

de leur transparence, sont, ainsi que les vaisseaux nourriciers, plus faciles à étudier sur le lombric du cheval que chez celui de l'homme.

(1) C'est à la grosseur et à la longueur de ces appendices que le tiers antérieur du corps doit son épaisseur et la propriété de ne pas s'affaisser lorsqu'on l'expose à l'air, tandis que les deux tiers postérieurs deviennent flasques et ridés. Ici, en effet, ces appendices ne sont plus que de simples mamelons, à peine saillants, qui n'empêchent pas de voir les conduits nourriciers et les cordons nerveux qui sont au-dessous.

qu'ils s'approchent des lignes latérales (1). Chacun d'eux est soutenu par un pédicule étroit, se continuant avec les vaisseaux nourriciers; leur base est arrondie (2), libre, flottante, s'approche du canal intestinal, et quelquefois même paraît lui adhérer légèrement. Quand on ouvre un lombric et qu'on enlève le canal alimentaire, on voit toutes leurs bases former par leur réunion une surface d'apparence chagrinée. (Pl. II, fig. 3; fig. 5, E, F; fig. 8; pl. III, fig. 13, D.)

Examinés au microscope, les vaisseaux nourriciers paraissent demi-transparents, grisâtres, formés d'un tissu homogène, comme spongieux, non fibreux; ils sont bien différents sous ce rapport des muscles, avec lesquels on serait d'abord tenté de les confondre. Je n'ai pu leur reconnaître de cavité intérieure.

Les appendices offrent une structure à peu près analogue; je n'ai pu y constater l'existence d'une cavité centrale. Ils paraissent remplis ou plutôt formés par un tissu pulpeux, comme les vaisseaux dont ils proviennent, et sont ainsi qu'eux abreuvés par une humeur lymphatique (3).

---

(1) On peut s'assurer de ce fait en examinant ces appendices sur une coupe transversale du lombric : mais, pour bien reconnaître leur forme, il est préférable d'enlever des bandelettes de fibres musculaires longitudinales, qui, en se détachant, entraînent avec elles une portion des vaisseaux et des appendices nourriciers. On peut voir que ces derniers naissent principalement des conduits nourriciers profonds, et s'avancent dans les intervalles que laissent entre eux les superficiels.

(2) Dans l'ascaride du cheval, les cœcum nourriciers sont moins globuleux, plus alongés que chez celui de l'homme, souvent même leur extrémité libre ou flottante se termine en pointe au lieu d'être arrondie.

(3) Lorsqu'on ouvre un lombric vivant, et qu'on le plonge aussitôt dans l'eau tiède, les cœcum et les vaisseaux nourriciers, de transparents qu'ils étaient, de-

D'après la structure des organes que je viens de décrire,
on peut présumer, ce me semble, que les fluides nutritifs contenus dans le canal intestinal sont pris par les vaisseaux absorbants,
qui naissent principalement de son tiers antérieur, et de là portés
dans les conduits nourriciers et leurs appendices ; que, mis en dépôt dans ces réservoirs, à peu près comme la graisse l'est dans
les vésicules adipeuses des animaux des classes supérieures, ils
servent ensuite à la nutrition et à l'accroissement de l'individu.
Mais quelle est la nature de ces fluides nutritifs? comment circulent-ils dans des conduits qui paraissent plutôt spongieux que
vasculaires ? J'avoue que, malgré le nombre et le soin de mes recherches, je ne puis encore résoudre ces questions.

Cet appareil spécial de nutrition ne paraît pas exclure celui de
la circulation, comme je vais tâcher de le démontrer.

§ VI.

ORGANES DE LA CIRCULATION.

Les lignes longitudinales qui règnent de chaque côté du corps
du lombric, et s'étendent directement depuis une extrémité jusqu'à l'autre, m'ont paru, ainsi qu'à plusieurs naturalistes, constituer les organes de la circulation (1). (Pl. I, fig. 3, c, c.)

---

viennent d'une couleur blanche-bleuâtre, opaline, analogue à celle de quelques
calcédoines, et laissent échapper une humeur lactescente fort abondante. Cette
liqueur est inodore, insipide ou douceâtre ; elle ne présente aucune analogie
avec la bile que l'on trouve dans les cœcum hépatiques des insectes.

(1) En regardant les lignes latérales comme vasculaires, j'adopte l'opinion de
Werner, qui est aussi celle de MM. *Laënnec, de Blainville,* etc. M. Rudolphi,

Elles sont très visibles à l'extérieur, à travers la peau transparente, dont elles ne sont séparées que par les fibres charnues annulaires, également diaphanes ; très rétrécies vers leurs extrémités, elles sont, vers leurs parties moyennes, au moins quatre fois aussi larges que les cordons nerveux du dos et du ventre. Leur couleur, comme je l'ai déjà indiqué, est très variable chez les divers individus. Quelquefois elles sont blanchâtres ou grises, d'autres fois d'un rouge assez vif ou d'un brun obscur (1); mais une chose digne de remarque, c'est que ces couleurs ne sont pas uniformes dans toute leur longueur; que, très faibles dans un endroit, elles ont beaucoup d'intensité dans un autre.

Ces lignes sont saillantes au dedans du corps; elles sont logées dans des espèces de gouttières qui restent entre les bords correspondants des muscles longitudinaux, et dont le fond est formé par les fibres charnues annulaires. Deux parties distinctes entrent dans leur composition, savoir : 1º *un cordon aplati*, assez large, coloré, qui est situé en dedans; 2º *un vaisseau* très grêle, légèrement flexueux, blanc ou coloré en rouge, plus pâle ou plus foncé que la bande précédente, sur la partie moyenne et externe de laquelle il est appliqué et comme incrusté. L'adhérence de ces deux parties est assez intime ; cependant on peut les isoler, principalement sur l'ascaride du cheval (2). (Pl. II, fig. 3, c, c.)

---

ayant méconnu leur nature, les a considérées, ainsi que les cordons nerveux, comme formant les muscles longitudinaux de l'ascaride lombricoïde.

(1) Cette couleur disparaît assez facilement par le séjour des lombrics dans l'alcool ; aussi faut-il, autant que possible, examiner les lignes latérales pendant la vie ou peu de temps après la mort de ces vers.

(2) C'est la réunion de ces deux cordons qui fait que les lignes latérales paraissent, à l'extérieur, formées chacune de trois lignes secondaires, une moyenne et deux latérales.

Elles se comportent différemment l'une de l'autre vers l'extrémité antérieure du corps : la bande profonde, parvenue à la base des tubercules de la tête, s'élargit et se joint à celle du côté opposé, en formant un large cercle autour de l'ouverture de la bouche et du commencement de l'œsophage (1). (Pl. III, fig. 14, D. E.) Le vaisseau médian et superficiel, au contraire, abandonne la bande précédente, deux lignes et demie environ avant d'arriver aux tubercules de la bouche, se porte en dedans, et vient, en passant au-dessous de l'œsophage, s'anastomoser avec celui du côté opposé, en formant une arcade simple dont la convexité est antérieure, et de laquelle on ne voit sortir aucun filament (2).(Pl. III, fig. 14, E.)

À leur partie postérieure, les deux cordons latéraux, après être devenus d'une grande ténuité, se réunissent au-delà de l'anus; ils ne paraissent pas communiquer, du moins chez la plupart des individus, avec les conduits nourriciers longitudinaux qui les avoisinent sur les côtés, cependant sur quelques lombrics j'ai vu de petites stries rougeâtres, très fines, qui en naissaient à angle droit et se perdaient entre ces conduits (3).

Le ruban profond des lignes latérales est formé par un tissu mou,

---

(1) Ce n'est qu'avec la plus grande difficulté que j'ai pu vérifier la disposition des lignes latérales sur l'ascaride de l'homme et du cochon; mais sur celui du cheval, vu la grosseur des parties, leur dissection est assez facile.

(2) Aisé à vérifier sur l'ascaride du cheval.

(3) Les lignes latérales ne paraissent point sensibles à l'action du fluide galvanique, et ne sont pas susceptibles de contraction comme les muscles; lorsqu'on ouvre un lombric vivant, on observe que pendant la contraction et le raccourcissement des muscles, elles deviennent noueuses, comme variqueuses, en se plissant, bien différentes en cela des fibres charnues dont elles sont obligées de suivre les mouvements.

spongieux et friable. On ne peut, à l'aide du microscope, y distinguer de fibres comme dans les muscles ; on observe seulement qu'il est composé de globules irréguliers, agglomérés.

Le vaisseau médian semble creux et rempli d'un fluide coloré : néanmoins on ne peut y démontrer l'existence d'une cavité par les injections ; la pression qu'on exerce dessus en différents sens ne fait pas cheminer dans son intérieur la liqueur rougeâtre qu'il renferme souvent.

Par l'action de l'alcool, du sublimé corrosif, des acides et de plusieurs autres réactifs, les lignes latérales deviennent blanches, comme les fibres musculaires, mais plus opaques : ces divers agents chimiques augmentent aussi leur friabilité, tandis qu'ils donnent plus de ténacité aux fibres charnues (1). Les fibres charnues longitudinales se séparent, se déchirent plus facilement en long qu'en travers, tandis que les lignes latérales se rompent plus aisément dans ce dernier sens.

----

(1) Lorsqu'on tire, en sens opposé, les deux extrémités d'un lombric qui a séjourné dans l'alcool, les lignes latérales se brisent transversalement en une grande quantité de fragments carrés, ce qui a fait croire à M. Laënnec qu'elles sont formées « par des vaisseaux pourvus de valvules, qui leur donnent, même » à l'œil nu, un aspect analogue à celui des ténias. » Il pense que c'est peut-être à cette cause que tient l'impossibilité d'y faire pénétrer des injections. Je peux assurer que ces bandes, à l'exception peut-être du vaisseau central, ne sont pas creuses ; qu'elles n'ont aucune valvule, mais qu'elles sont pleines et formées par un tissu spongieux. J'ai cherché nombre de fois à y pousser des liquides colorés avec une seringue d'Anel, dont le canon était formé avec un tube capillaire de verre ; jamais je n'ai pu les faire pénétrer dans l'espace d'une ligne, même dans le vaisseau médian. Ces injections m'ont parfaitement réussi sur plusieurs autres espèces de vers, et en particulier sur la douve du foie (*fasciola hepatica*). La liqueur colorée passe avec facilité dans les canaux qui se ramifient dans tout le corps pour y porter la bile dont cet animal se nourrit.

D'après ce que je viens de dire de la couleur, de l'organisation, des propriétés des lignes latérales, il serait difficile de les confondre avec les fibres musculaires et les nerfs.

La bande profonde et le vaisseau moyen qui, par leur réunion, constituent les lignes latérales, paraissent formés par un tissu spongieux, perméable. Comment les fluides circulent-ils dans leur intérieur? est-ce d'une manière lente et insensible, par une sorte d'imbibition vitale? Cette hypothèse me paraît admissible. Peut-être ces parties sont-elles à la fois les organes de la circulation et de la respiration? cette dernière fonction a été admise, comme on sait, par plusieurs naturalistes, dans les vers intestinaux (1).

---

(1) Ces naturalistes, connaissant toute l'importance de la respiration dans les animaux des classes supérieures, ont cru que cette fonction devait exister aussi dans les vers intestinaux. Ainsi,

Vallisnieri regardait les lignes dorsales et abdominales de l'ascaride lombricoïde comme une suite de petits cœurs, les fibres transversales comme des artères et des veines, et les lignes latérales comme des trachées. (*Nuove osservazioni ed esp. intorno all' ovaja scop. ne' vermi dell' uomo*, 1713, p. 14.)

Zéder, qui avait d'abord refusé la respiration aux vers intestinaux, leur accorda ensuite cette fonction, en ayant égard à la nature parenchymateuse des lignes latérales de l'ascaride lombricoïde, qu'il considère comme des organes respiratoires. (*Voy.* Rudolphi, *Entoz.*, t. III, p. 371.)

M. de Humboldt pense que les vers intestinaux respirent par la peau. Il rapporte plusieurs observations et expériences à l'appui de son opinion. (*Versuche über diegereizte muskelund nervenfases*, t. I, p. 272.)

J. L. Fischer regarde les aiguillons des ténias comme des organes de la respiration. (*Werneri brev. exposit. cont.* 2, p. 50, 1786.)

Steinbuch, dont les observations helminthologiques sont faites avec une si rare exactitude, considérant les suçoirs des ténias et des cysticerques, les pores des trématodes et le tube qui sort de la trompe de quelques échinorhynques, comme des organes de la respiration, croit qu'au moyen des crochets dont

§ VII.

DES ORGANES DE LA GÉNÉRATION.

J'ai indiqué les caractères extérieurs qui pouvaient servir à faire distinguer les lombrics mâles et femelles ; j'ai établi dans quel rapport les sexes se trouvaient entre eux ; il me reste à traiter main-

---

plusieurs de ces animaux sont armés, ils irritent la partie sur laquelle ils se fixent. et qu'alors les suçoirs, les trompes, ou les pores absorbent l'oxygène ; mais ce sont de simples hypothèses, qui ne reposent sur aucun fait. (*Comment. de tænia hydat. anom.*, etc.)

M. Rudolphi refuse la respiration aux helminthes, parcequ'il ne connaît pas d'organes spéciaux pour cette fonction, et que les lieux qu'ils habitent lui semblent peu propres à son exercice, sans cependant l'exclure entièrement. Selon ce naturaliste, les expériences que l'on a tentées jusqu'ici sur la respiration des vers intestinaux ne sauraient prouver son existence, mais indiquent seulement que ces animaux peuvent supporter, pendant un certain temps, le contact de l'air et des autres gaz. En s'étayant des expériences de L. Spallanzani sur la respiration, il croit que les helminthes prennent l'oxygène dans les humeurs intestinales par absorption cutanée, ou bien dans leurs aliments par absorption intérieure, plutôt que par une véritable respiration. (*Entoz.*, t. I, p. 243.)

Les diverses expériences que j'ai faites, pour m'assurer de l'existence de la respiration dans l'ascaride lombricoïde et l'échinorhynque géant, sont à peu près conformes à celles de Sorg. J'ai remarqué que ces vers pouvaient vivre de quarante à quarante-huit heures dans de l'eau et du lait tiède, sans venir à la surface, ce qui semble indiquer que le contact de l'oxygène à l'état gazeux n'est pas essentiel à leur existence ; qu'ils vivaient une à deux heures, et même quelquefois davantage, dans l'air atmosphérique ; à peu près autant dans les gaz azote, hydrogène, acide carbonique ; qu'ils s'agitaient fortement dans le chlore. le gaz nitreux, l'hydrogène sulfuré, et mouraient après quelques minutes. Mais ces expériences ne me paraissent nullement satisfaisantes pour décider la ques-

tenant de l'appareil de la génération, ou des organes génitaux proprement dits, lesquels remplissent une grande partie de la cavité
viscérale, et offrent une structure assez compliquée.

1° DES ORGANES GÉNITAUX DU MALE.

Ils se composent d'un penis, d'un réservoir séminal, et d'un
long vaisseau filiforme, qu'on peut considérer comme l'organe
sécréteur de la semence et nommer le testicule. (Pl. I, fig. 4, G.
11, 11; pl. II, fig. 8.)

La *verge* est assez souvent saillante au dehors (1), sous la forme
d'un petit appendice conique, simple (2), très grêle, d'une ligne
d'étendue environ, qui sort de la partie antérieure de l'anus. Elle
est blanchâtre, demi-transparente, un peu courbe, à concavité an-

---

tion de savoir s'il existe une véritable respiration dans les vers intestinaux. Elles
démontrent seulement l'action différente que peuvent avoir sur eux les divers gaz ;
aussi en fais-je peu de cas.

Il est possible qu'il y ait absorption, par la peau, de l'oxygène contenu dans les
gaz intestinaux. Les vers que l'on trouve dans les poumons de plusieurs animaux,
dans la vessie natatoire des poissons, laquelle, selon les expériences de M. Biot,
contient toujours, outre l'azote, une proportion plus ou moins considérable d'oxygène, peuvent bien absorber par la peau une portion de ce gaz.

« On n'aperçoit aux vers intestinaux, dit M. Cuvier, ni trachées, ni bran-
chies, ni aucun autre organe de la respiration, et ils doivent éprouver les in-
fluences de l'oxygène par l'intermédiaire des animaux qu'ils habitent. » (*Règne
animal*, t. **IV**, p. 27.) J'adopte entièrement les idées de ce savant anatomiste.

(1) J'ai trouvé dix-huit fois seulement le penis saillant au dehors sur soixante-
quatorze lombrics que j'ai examinés.

(2) M. Laënnec dit, en parlant de la verge, « elle se présente sous la forme
de deux petits crochets transparents, presque capillaires. (*Dict. des scienc. méd.*,
p. 541.) J'ai toujours rencontré la verge simple dans l'ascaride lombricoïde.

térieure, et se termine par une pointe aiguë sur laquelle on voit, à l'aide du microscope, un pore arrondi; elle est flexible, élastique, formée d'une substance d'apparence cornée, et creusée au centre d'un canal étroit. Sa base est entourée d'une espèce de bourrelet circulaire, qui lui est fourni par la membrane de l'intestin. Lorsqu'elle est retirée et cachée dans ce dernier, on peut quelquefois la faire sortir par l'anus, en relevant fortement, et à plusieurs reprises, la dernière extrémité de la queue.

Sa base se continue avec le réservoir séminal, et forme avec lui un coude peu marqué. Dans cet endroit, on voit plusieurs fibres musculaires qui viennent s'y insérer, et qui probablement sont destinées les unes à la pousser au dehors, et les autres à la faire rentrer dans l'intestin. (Pl. I, fig. 4, F; pl. II, fig. 8, A, fig. 9, A, C; pl. III, fig. 10, C.)

La *vésicule* ou *réservoir séminal* commence à la base de la verge et remonte au-dessous de l'intestin, qu'il soulève de manière à faire saillie dans son intérieur; très mince et droit à son origine, il grossit insensiblement, et bientôt acquiert le volume d'une petite plume de corbeau; il est cylindrique; sa longueur est de deux pouces et demi à trois pouces; il est très blanc, mou, flexible; ses parois sont minces; son extrémité antérieure ou sa base est arrondie, tronquée, et donne naissance, par son centre, au *tube seminifère* ou organe sécréteur de la semence.(Pl. I, fig. 4, G; pl. II, fig. 8, B.)

L'extrémité postérieure du réservoir séminal est fixée aux parties latérales du corps par des fibres charnues transversales, transparentes, qui passent en grande partie au-dessus d'elle; ces fibres peuvent, en se contractant, comprimer le réservoir séminal, et chasser au dehors le sperme dont il est rempli. Ce sont elles aussi qui tirent en dedans vers sa cavité l'enveloppe extérieure du corps, et déterminent la forme triangulaire que présente la queue du lombric mâle.

Dans le reste de son étendue, le réservoir séminal est libre

et entouré par quelques unes des circonvolutions du tube séminifère.

L'*organe sécréteur de la semence*, *le testicule* ou *le tube séminifère*, est un long vaisseau filiforme, cylindrique, d'un blanc
mat, qui remonte jusque vers le tiers antérieur du corps, en formant autour du canal intestinal un grand nombre de plis, d'anses
et de circonvolutions de forme et de grandeur variables. (Pl. I,
fig. 4, II, II.)

Lorsqu'on est parvenu, après beaucoup de temps et de peine, à
dérouler ce vaisseau sans le rompre, on voit que sa longueur
totale est de deux pieds et demi à trois pieds, sur un individu de
grandeur ordinaire. Il est libre dans toute son étendue, excepté
à sa dernière extrémité, qui s'amincit, devient aussi ténue qu'un
fil de ver à soie, et forme, en se terminant, un nœud assez compli-
qué. (Pl. II, fig. 8, D.)

Ce *nœud* est plongé au milieu d'un tissu mou, spongieux, blanchâtre, et adhère intimement aux vaisseaux nourriciers de la région
dorsale, vers la partie moyenne de la cavité abdominale. Lorsqu'on
dissèque des lombrics conservés dans l'esprit-de-vin, presque toujours le tube séminifère se rompt près de son nœud, lequel reste
adhérent aux vaisseaux nourriciers; on croirait alors, comme plusieurs auteurs l'ont avancé, que son extrémité flotte librement
dans la sérosité de l'abdomen(1). En se desséchant, le réservoir
séminal et le tube spermatique deviennent jaunes, demi-transpa-

---

(1) Werner avance que le conduit séminifère de l'ascaride se termine par plusieurs filaments très ténus qui flottent librement. (*Verm. intest. brev. expos.*,
1782, p. 82.) M. Laënnec dit, en parlant de ce canal : « Son extrémité flotte libre-
» ment, sans aucune adhérence aux parties environnantes.» (*Dict. des scienc. méd.*,
t. II, p. 341.) M. Rudolphi a parfaitement vu que l'extrémité du tube séminal
était simple et se terminait dans la *cellulosité* du corps. (*Entoz.*, t. III, p. 371.)

rents et très friables. Ils se raccourcissent de plus d'un quart de leur longueur.

Les parois du réservoir séminal, examinées au microscope, n'offrent pas de fibres distinctes; leur tissu est blanchâtre, presque diaphane, et présente une grande quantité de petits points ressemblant à des villosités. Les parois du tube séminifère offrent au contraire des fibres longitudinales faciles à distinguer (1).

Le *nœud*, examiné au microscope, paraît constitué par une grande quantité de petites anses qui se pénètrent mutuellement, de telle sorte qu'il est impossible de les dérouler; la matière comme gélatineuse qui les réunit et leur adhère fortement s'oppose encore à ce genre de préparation. (Pl. II, fig. 10, A, B.)

Le tube séminifère et le réservoir auquel il vient aboutir sont remplis par une humeur blanchâtre, laiteuse, assez fluide, qui se coagule par l'action de l'alcool et de la dissolution de sublimé corrosif. On doit la considérer comme le *sperme*. Au microscope, elle paraît formée par un fluide transparent, visqueux, au milieu duquel nagent une innombrable quantité de globules blancs, parfaitement ronds, plus opaques et plus gros dans le réservoir séminal que dans le tube spermatique, et qui n'ont aucune ressemblance avec les œufs de la femelle ; ils sont loin d'égaler leur volume. (Pl. IV, fig. 12 et 13.)

Probablement que cette liqueur spermatique est sécrétée dans les dernières ramifications du testicule, et dans le nœud qui le termine. On peut présumer aussi qu'elle s'élabore à mesure qu'elle s'approche du réservoir ou de la vésicule dans laquelle elle est mise en dépôt, jusqu'à son émission définitive.

---

(1) Examinées pendant la vie du lombric, les circonvolutions du tube séminifère ne présentent pas de mouvements, comme cela se remarque pour les ovaires chez la femelle.

2° DES ORGANES GÉNITAUX DE LA FEMELLE.

L'appareil reproducteur de la femelle se compose d'une vulve, d'un vagin et d'un utérus à deux longues cornes flexueuses, qui se continuent avec des canaux très déliés, qu'on doit regarder comme les ovaires (1). Toutes ces parties sont remarquables par leur extrême blancheur. (Pl. I, fig. 2, I, K, L, M; pl. IV, fig. I, A, B, C, D.)

J'ai déjà parlé de l'ouverture extérieure de ces organes ou de la *vulve*, qui se rencontre sur la face abdominale, à la réunion du tiers antérieur du corps, avec ses deux tiers postérieurs. Le léger rétrécissement circulaire du corps en cet endroit n'est point également marqué chez toutes les femelles. (Pl. I, fig. I, D.)

Le *vagin*, qui succède à la vulve, est un conduit conoïde, assez ténu, long de cinq à six lignes, légèrement flexueux, lequel se porte en arrière au-dessous du canal intestinal, et bientôt s'élargit pour se continuer avec l'utérus. Celui-ci est conique, un peu aplati; il ne tarde pas, en se bifurquant, à donner naissance à deux *longues cornes*, d'une demi-ligne de diamètre environ, qui descendent flexueuses au-dessous du canal intestinal, jusqu'à un pouce à peu près de l'extrémité de la queue. Dans cet endroit, les cornes de l'utérus se recourbent sur elles-mêmes, deviennent de plus en plus déliées, et se continuent, sans démarcation sensible, avec les *ovaires*. Ceux-ci remontent jusqu'à la matrice (2).

---

(1) Les planches de Vallisnieri, sur l'ascaride lombricoïde et sur les organes de la génération de ce ver, sont inexactes. Elles donnent, par exemple, à l'utérus et à ses cornes une forme triangulaire qu'ils n'ont pas, etc. (*Esperienze ed osservazioni spettanti all' istoria naturale e medica,* t. IV, p. 28 et 30.)

(2) J'ai disséqué plusieurs femelles dans lesquelles les circonvolutions des ovaires remontaient à un pouce au-dessus de la vulve, de chaque côté du canal intestinal.

en entourant tout le canal intestinal de leurs nombreux replis, et de circonvolutions dont la disposition est un peu différente de celle du tube séminifère chez le mâle. Après s'être ainsi pliés et repliés un grand nombre de fois, les ovaires deviennent d'une ténuité extrême, et forment deux pelotons inextricables, souvent accolés, sans cependant s'anastomoser ensemble. (Pl. IV, fig. 1, E.) La dernière extrémité de chaque ovaire, aussi fine qu'un fil de cocon de soie, difficilement visible à l'œil nu, après avoir formé ce peloton, s'enfonce, sans se diviser, entre les vaisseaux nourriciers de la région dorsale, remonte quelque temps entre eux, et finit par se perdre dans leur épaisseur, près de celle de l'autre ovaire. Elle se rompt presque constamment quand on ouvre l'abdomen, et il faut une patience extrême pour la trouver (1) et la suivre entre les vaisseaux nourriciers.

____

(1) Les auteurs ne sont pas d'accord sur la terminaison des ovaires de l'ascaride lombricoïde; c'est ainsi que Werner dit que les extrémités des ovaires se terminent par trois ou quatre productions filiformes qui flottent dans le ventre ; il ajoute que plusieurs de ces filaments s'anastomosent ensemble. (*Verm. intes. brev. expos.*, p. 79.)

Rédi avance que les ovaires se terminent par une seule anastomose en arcade. (*Degl'animal.*, p. 35.) M. Rudolphi dit avoir toujours fait la même observation. (*Entoz.*, t. I, p. 281.) Vallisnieri avoue n'avoir pu démêler le paquet formé par les dernières extrémités des ovaires. M. de Blainville dit simplement, en parlant de ces organes, « qu'ils commencent par une sorte de peloton de filets extrê- »mement fins. » (*Dict. des scienc. nat.*, t. III, *Suppl.*, p. 41.) J'avais plusieurs fois cru trouver les ovaires libres d'adhérences aux parties voisines, et réunis entre eux par une anastomose; mais ayant examiné ces parties avec plus de soin, j'ai vu que cette prétendue anastomose était due à ce que les deux pelotons des ovaires étaient réunis en un seul, d'où émanaient deux filets qui s'enfonçaient isolément entre les vaisseaux nourriciers du corps. J'ai fait bien souvent cette préparation délicate, et je n'ai jamais trouvé la jonction indiquée des ovaires. Leurs pelotons ne sont qu'accolés.

7

Mais les ovaires et les cornes de la matrice n'offrent pas toujours un volume successivement décroissant : très souvent ils sont vides dans plusieurs parties de leur étendue, et dans ces endroits leur diamètre beaucoup plus petit, et leurs parois demi-transparentes, contrastent singulièrement avec les circonvolutions voisines, qui sont pleines, très blanches, et distendues par les œufs.

Les ovaires étant déroulés présentent chacun une longueur qui varie entre quatre et cinq pieds, et qui est relative, en général, au volume des individus.

Le vagin, la matrice et les ovaires sont remplis par une innombrable quantité d'œufs. Pour étudier l'organisation de ces parties il faut les examiner au microscope.

Le vagin est formé par une membrane demi-transparente, d'apparence fibro-celluleuse, à fibres longitudinales, et dont la face interne présente des plis, lesquels forment entre eux des cellules écartées, rares, oblongues, et disposées d'une manière assez régulière.

La matrice et ses deux cornes ont une structure à peu près semblable (1). Elles paraissent constituées par deux membranes blanchâtres ; une extérieure à fibres transversales ou obliques, et une autre intérieure qui est toute plissée. Les plis de celle-ci sont longitudinaux, flexueux ; en se portant alternativement à droite et à gauche, en s'écartant ou en se rapprochant successivement les uns des autres, ils interceptent entre eux des cellules ou espaces alongés, dans lesquels se logent les œufs. Ces plis s'effacent un peu quand on tire les parois de la matrice dans le sens transversal.

Les parois des ovaires offrent des fibres longitudinales bien ap-

---

(1) C'est cette analogie de structure qui m'a fait considérer les deux cornes de la matrice comme appartenant essentiellement à cet organe, et non pas aux ovaires, dont l'organisation est différente.

parentes. Dans les endroits où ces conduits sont vides, on trouve
leurs parois marquées d'une très grande quantité de petites taches,
arrondies, blanchâtres, très rapprochées les unes des autres. Elles
indiquent le lieu où se faisait l'insertion des œufs, comme je le
dirai.

La matrice et les ovaires jouissent de mouvements très sensibles
de redressement et de flexion dans divers sens. On peut les observer en ouvrant un lombric vivant et en le mettant dans l'eau
tiède. On voit alors les cornes de la matrice et les circonvolutions
des ovaires se rapprocher ou s'éloigner alternativement les unes
des autres par des mouvements ondulatoires assez étendus et qui
durent pendant deux ou trois heures.

Les parois de l'utérus, assez extensibles en travers, le sont beaucoup moins en long. Les ovaires, lorsqu'ils sont frais, peuvent
être alongés, au contraire, beaucoup avant de se rompre (1).

La matrice et les ovaires étant exposés à l'air se dessèchent,
deviennent jaunâtres, demi-transparents, et diminuent considérablement de volume (2) et de longueur.

5° DES ŒUFS ET DE LA GÉNÉRATION.

La matrice et ses deux longues cornes sont remplies par une
liqueur épaisse, blanche, comme grumelée, laquelle étant mise
dans l'eau, ne tarde pas à se changer en une poudre très fine,
formée par des œufs, dont le nombre s'élève à plusieurs milliers,

---

(1) Lorsqu'on a tiré en sens opposé les ovaires, les œufs qui les remplissent
se séparent par paquets, et ces conduits ressemblent alors à de petits chapelets
dont les grains seraient alongés.

(2) Un ovaire frais de 4 pieds 9 pouces de longueur, a été réduit, par la dessiccation, à 3 pieds 2 pouces, et un autre de 5 pieds 1 pouce, à 4 pieds.

7.

Examinés au microscope, les œufs offrent des différences assez notables dans les diverses parties des organes reproducteurs.

1° Pris dans le bas de la matrice, près du vagin, ils sont ovoïdes ou ellipsoïdes très courts, libres et plongés dans une humeur transparente, glutineuse, qui ressemble à celle du frai de grenouille. Ils sont formés d'une coque transparente, parfaitement lisse en dehors, et remplie d'un liquide également diaphane, au milieu duquel nage un germe irrégulier, opaque, blanchâtre, plus ou moins volumineux, dont la forme au reste présente de nombreuses variétés (1). (Pl. IV, fig. 10.)

2° Si on examine les œufs contenus dans les deux cornes de la matrice, près de leur jonction avec les ovaires, on les trouve à peu près de la même grosseur que les précédents, et libres aussi : mais ils sont plus alongés, et quelquefois d'une forme conoïde ou irrégulièrement triangulaire. (Pl. IV, fig. 7.)

3° Les œufs renfermés dans le commencement des ovaires sont blanchâtres, très mous, flexibles, manifestement triangulaires.

4° Dans la partie moyenne des ovaires, le triangle qu'ils représentent est bien plus alongé; un de leurs angles forme une pointe fort longue qui supporte assez souvent une petite éminence sphérique. Leur tissu est homogène, blanchâtre. Ils n'offrent de transparence parfaite dans aucun point de leur étendue. La base de ces œufs est large et placée sur la paroi correspondante de l'ovaire. Il résulte de ce mode de situation que tous les sommets des œufs, dirigés vers le centre du canal, laissent entre eux un espace dans lequel on peut faire parvenir le mercure sans les déranger, tandis

------

(1) Embryons linéaires, droits ou courbés, courts et comme globuleux, irréguliers et frangés, etc., telles sont les principales variétés de forme que j'ai observées.

que le même métal, poussé dans la matrice, déplace et chasse devant lui les œufs qu'elle renferme, et qui n'ont pas de place déterminée dans son intérieur, comme cela s'observe dans les ovaires. (Pl. IV, fig. 6.)

5° La matière blanche contenue dans des ramifications encore plus fines des ovaires est formée de corpuscules arrondis, linéaires, pointus par une de leurs extrémités, plus épais par l'autre, et qui ne sont que ces mêmes œufs dans un état de moindre développement. (Pl. IV, fig. 4.)

6° Enfin, dans les dernières ramifications des ovaires, j'ai trouvé une matière blanche, grenue, dont les molécules, assez irrégulières, n'offraient pas de forme constante et déterminée comme dans les cas précédents (1). (Pl. IV, fig. 3.)

Telles sont les principales différences de forme, de volume et de structure que présentent le plus communément les œufs de l'ascaride lombricoïde dans les diverses parties des organes génitaux.

J'ai rencontré, dans plusieurs lombrics femelles, des œufs dont la forme offrait des variétés qui tenaient probablement à quelque altération dont j'ignore la nature.

Exposés à l'action de l'air, les œufs se déforment, et deviennent entièrement transparents; par l'action de l'alcool, du sublimé corrosif, ils se déforment aussi, et quelquefois se plissent, se couvrent de rugosités à leur surface (2). (Pl. IV, fig. 5.)

---

(1) Chez les lombrics qui ont séjourné dans une dissolution de sublimé corrosif ou dans de l'esprit de vin, les œufs paraissent adhérer assez fortement aux ovaires; sur les lombrics frais, au contraire, ils se détachent avec beaucoup de facilité.

(2) C'est probablement la matière glutineuse qui entoure les œufs et leur adhère assez fortement, qui aura fait croire à Werner, Vallisnieri, à MM. Rudolphi, Bréra, etc., que les œufs de l'ascaride lombricoïde étaient velus

D'après ce que je viens de dire, on voit que les œufs éprouvent des changements successifs dans leur accroissement ; que, réunis d'abord sous forme d'un tissu grenu dans les ramifications les plus fines des ovaires, ils deviennent successivement, à mesure qu'ils se rapprochent de la matrice, linéaires, triangulaires très alongés, triangulaires à angles égaux et obtus, ellipsoïdes, et enfin ronds. Quel est leur mode de nutrition? quelles sont leurs connexions avec les conduits qui les renferment? Adhérents d'abord aux ovaires, dont ils reçoivent leur nutrition, se détachent-ils ensuite pour s'accroître par l'absorption du fluide dans lequel ils sont plongés? Cette opinion paraît probable. Cependant, ne voulant pas aller au-delà des faits fournis par l'observation, je ne chercherai pas à résoudre ces questions, sur lesquelles mes recherches ne m'ont rien offert de positif.

La conformation des organes reproducteurs de l'ascaride lombricoïde semble indiquer qu'il y a accouplement et fécondation des œufs dans le corps de la femelle par la liqueur séminale du mâle (1). Je n'ai jamais pu surprendre les lombrics pendant l'accouplement, et cependant j'ai examiné, immédiatement après leur

---

à leur surface. Je puis assurer que toutes les fois que je les ai examinés frais ou bien conservés, je les ai toujours vus parfaitement glabres. En cela mes observations s'accordent avec celles de Goëze.

(1) Chez les femelles les plus petites que j'aie pu trouver, et qui n'ont que 2 pouces de long, les œufs sont presque entièrement transparents ; on y observe seulement quelques petites taches blanchâtres, mais pas d'embryon opaque : probablement que ces œufs n'ont point été fécondés. M. Rudolphi pense que le même coït féconde à la fois tous les œufs contenus dans les ovaires, parcequ'il a vu, dit-il, que les œufs avaient le même volume et la même apparence dans l'utérus et dans les dernières ramifications des ovaires. (*Entoz.*, t. I, p. 308.) Mes observations sont loin de s'accorder sur ce point, comme on a pu le voir, avec celles de ce naturaliste.

mort, et à différentes époques de l'année, plusieurs centaines de cochons dont les intestins en contenaient en plus ou moins grande quantité. Je ne sache pas qu'on ait eu occasion de les observer pendant cet acte (1).

Le cercle déprimé qu'on trouve chez la femelle au niveau de la vulve, n'est-il que l'empreinte, que le résultat de la constriction produite par la queue du mâle pendant la copulation, comme on l'a prétendu, et comme cela paraît assez vraisemblable au premier abord? Pour m'en assurer, je pratiquai, avec un cordon de fil étroit, des ligatures assez serrées sur quatre lombrics vivants, et je ne les enlevai qu'au bout de vingt-quatre heures. La constriction momentanée qu'elles avaient produite ne paraissait plus un quart d'heure après. Je pense que ce rétrécissement dépend du développement naturel de la femelle, des lois primitives de l'organisation, et ne se prononce qu'à un certain âge, peut-être à celui où elle devient propre à la reproduction. On ne le retrouve pas chez les très jeunes femelles, et il est en général d'autant plus marqué qu'elles sont plus grosses.

L'ascaride lombricoïde est ovipare. Je n'ai jamais vu d'œufs éclos dans l'intérieur de l'utérus.

On ne trouve pas d'autre issue aux œufs que la vulve; cependant, en pressant l'abdomen sur un grand nombre de femelles

----

(1) Goëze prétend avoir vu souvent la queue tout entière de *l'ascaris brevi-caudata* mâle introduite dans la vulve de la femelle. (*Naturg.*, p. 434, t. XXXV, fig. 7, 8.) Soëmmerring m'a fait voir, dans la superbe collection de vers intestinaux qu'il possède, deux semblables vers intestinaux accouplés et conservés dans l'alcool. M. Rudolphi, cependant, regarde la queue du mâle adulte comme beaucoup trop grosse pour que cette introduction soit possible, et il ajoute : *Res itaque dubiis non caret, et si alius quam Goezius observasset, oviductûs partem prolapsam pro verme masculo vulvæ immisso habitam fuisse dicerem.* (*Entoz.*, t. I, p. 307.)

vivantes ou mortes , il m'a été presque constamment impossible de faire sortir les œufs par cette ouverture sans rupture de la matrice et des parois abdominales. Je n'ai jamais pu observer l'émission naturelle des œufs ou les phénomènes de la ponte. M. Rudolphi dit, en parlant des *cucullans*, qui appartiennent ainsi que les lombrics à la classe des nématoïdes, mais sont, comme on sait, ovo-vivipares : « *Ovula , verme quieto , per intervalla ex vulvâ pullulent ; quin* » *eodem disrupto , quod sæpè accidit , ovula vel embryones ex ova-* » *riïs prolapsis pariterque ruptis vi quâdam et undatìm protru-* » *duntur.* » Il est probable que la même chose arrive pour les œufs de l'ascaride lombricoïde, dont la matrice m'a présenté des mouvements très apparents, sur des femelles que j'avais conservées dans des intestins plongés dans de l'eau à trente-deux degrés.

J'ai remarqué que les œufs se logent dans les cellules des parois de la matrice, qui peuvent probablement les arrêter pendant un certain temps et retarder leur sortie.

J'ai conservé des œufs pendant plusieurs jours dans de l'eau entretenue à 32 degrés de température ; ils n'ont point éclos, mais se sont putréfiés (1).

Une chose digne de remarque , c'est que j'ai cherché en vain des ascarides lombricoïdes au-dessous de deux à trois pouces de longueur. Malgré tous les soins que j'ai mis dans mes recherches, je n'ai pu déterminer d'une manière précise le mode d'accroissement deslombrics, et les différences qu'ils présentent suivant les âges (2).

---

(1) Sans doute que les phénomènes de la sortie des petits lombrics de l'œuf dans lequel ils sont contenus offrent quelque analogie avec ceux observés par M. Rudolphi dans les cucullans, et sur lesquels il donne les détails les plus intéressants. (Voy. *Entoz.*, t. III , p. 3o8.)

(2) M. le docteur Otto, de Breslau, m'a dit avoir trouvé plusieurs petits asca-

Chez les jeunes lombrics, les différences extérieures des sexes sont bien moins prononcées que chez les individus plus âgés. La dépression circulaire du corps, au niveau de la vulve, n'est que peu ou point marquée chez les jeunes femelles, comme je l'ai déjà remarqué, et l'ouverture de la vulve est si petite, qu'on ne peut souvent l'apercevoir, même avec une bonne loupe.

Chez les jeunes mâles, la queue m'a paru moins aiguë et moins manifestement triangulaire que dans un âge plus avancé.

---

rides lombricoïdes qui avaient au plus deux pouces d'étendue. Mais il n'a rien pu m'apprendre de positif sur l'accroissement de ces animaux, qu'il soupçonne cependant se faire rapidement.

APPENDICE

SUR LE LOMBRIC DU CHEVAL.

Je n'ai trouvé aucune différence sensible entre les ascarides lombricoïdes de l'homme et du cochon; mais les vers qui sont décrits sous le même nom dans le cheval m'ont offert des différences assez grandes pour former une espèce particulière (1); voici les caractères distinctifs qu'ils m'ont présentés (2):

1° Un seul des tubercules de la bouche de l'ascaride du cheval est plus volumineux que les trois tubercules réunis de celui de l'homme. (Pl. I, fig. 5, A.)

---

(1) Les deux lombrics mâle et femelle du zèbre, qui sont conservés au muséum d'histoire naturelle de Paris, m'ont paru en tout semblables à celui du cheval. On trouve une assez bonne figure du lombric du cheval dans les planches de l'*Encyclop. méthod.*, 7° liv., pl. 59, fig. 1.

(2) Zéder crut, contre l'opinion de Goëze, qu'il n'y avait aucune différence entre les lombrics de l'homme, du cochon et du cheval. (*Erster. Nachtrag.*, p. 29.) M. Rudolphi essaya de prouver, contre Vallisnieri, que le lombric du bœuf ne diffère pas de celui du cochon. (*Entoz.*, t. I, p. 282.) Je partage entièrement, à cet égard, l'avis du naturaliste allemand. Vallisnieri a décrit et fait dessiner quatre vésicules ou dilatations assez considérables, que présentent les ovaires de l'ascaride du bœuf, à quelque distance des cornes de l'utérus. (*Esper. ed osserv.*, t. IV, pl. II, fig. 2 et 3.) Je n'ai pu disséquer le lombric du bœuf que j'ai observé dans la collection du muséum d'histoire naturelle (n° 155), et vérifier par conséquent la description de Vallisnieri; mais il ne m'a présenté aucun caractère extérieur qui pût le faire distinguer de celui de l'homme ou du cochon.

2° Au lieu d'être simplement déprimés à leur sommet, et légèrement excavés en dedans, comme dans le lombric de l'homme, les tubercules de la bouche de l'ascaride du cheval sont fortement échancrés sur leurs parties latérales, et paraissent formés chacun par la réunion de deux tubercules, un plus gros et inférieur, un plus petit et supérieur; celui-ci est fendu dans sa partie moyenne. Cette disposition des trois tubercules donne à la bouche, vue de face, l'aspect d'une étoile assez compliquée, et bien différente de celle de l'ascaride de l'homme. (Pl. III, fig. 4, 5.)

3° Le corps, sans être plus long, est beaucoup plus gros que dans l'ascaride de l'homme. (Pl. III, fig. 5.)

4° La disproportion de longueur et d'épaisseur entre le mâle et la femelle est moins marquée dans le lombric du cheval que dans celui de l'homme.

5° La vulve et la dépression circulaire du corps se trouvent à la réunion du quart antérieur du corps avec les trois quarts postérieurs, au lieu d'être à la réunion du tiers antérieur avec les deux tiers postérieurs. (Pl. I, fig, 5, D.)

6° Le vagin est beaucoup plus long, plus flexueux, et se dilate tout-à-coup pour donner naissance à l'utérus et à ses cornes. Celles-ci sont beaucoup plus grosses, sans être plus longues, que celles de l'ascaride de l'homme. (pl. IV, fig. 2, A. B. B.)

7° Le canal intestinal est beaucoup plus large, comme froncé, et présente des plis transversaux bien plus marqués et plus nombreux que chez l'ascaride de l'homme (1).

D'après ces différences, je pense qu'on doit établir une espèce

---

(1) Cette largeur plus grande et ces plis multipliés que présente le canal intestinal du lombric du cheval, ne seraient-ils pas accommodés à la nature des matières dans lesquelles il vit, et qui sont tirées du règne végétal? Je ne suis point éloigné de le penser.

distincte pour le lombric du cheval. Je propose de la nommer *ascaris megalocephala*, à raison du volume considérable des tubercules qui bordent l'ouverture de la bouche.

DE QUELQUES MALADIES DE L'ASCARIDE LOMBRICOIDE.

J'ai observé plusieurs maladies chez les lombrics :

1° Des ulcérations cutanées irrégulières, dont le centre est rugueux, et qui sont entourées d'un cercle brun foncé, quelquefois noir ; elles existent en nombre plus ou moins considérable, et ne sont pas fort rares ;

2° Des écorchures faites à la peau, probablement par des corps durs renfermés dans des matières fécales, ou peut-être, chez les porcs, par les crochets des échinorhynques, que l'on trouve assez souvent avec les lombrics. Ces écorchures ont lieu spécialement dans le sens longitudinal, et présentent une teinte noirâtre.

3° Assez souvent les parois de la cavité abdominale se rompent chez la femelle, près de la vulve, pendant des mouvements convulsifs qui précèdent la mort, et donnent issue à une partie des organes génitaux. Le même accident peut arriver aussi chez le mâle, je l'ai vu une seule fois chez ce dernier.

4° J'ai trouvé un lombric femelle dont le quart postérieur du corps était flasque, immobile, comme paralysé, tandis que les trois quarts postérieurs étaient fermes, élastiques, et manifestaient des mouvements très sensibles.

5° M. Laennec a vu la peau d'un lombric divisée entièrement par une rupture circulaire, et dans un autre ver de la même espèce il a trouvé l'œsophage rompu transversalement vers sa partie moyenne.

6° J'ai plusieurs fois rencontré la peau des lombrics couverte

de petits tubercules blancs, assez durs, arrondis, en nombre considérable, et qui paraissent dépendre d'une altération de la peau.
On pourra voir ce genre particulier de maladie sur des ascarides
du cheval qui sont déposés au Jardin des Plantes, sous les nᵒˢ 173
et 174 de la collection de M. Bremser.

7ᵘ Trois à quatre fois, j'ai vu des dilatations variqueuses des
lignes latérales ; elles formaient des petites poches rouges, arrondies, demi-transparentes, de la grosseur d'un grain de mil-
let ; et dès qu'on les perçait, il s'en écoulait un fluide rougeâtre·
Une de ces granulations avait le volume et la forme d'un grain
d'orge.

DEUXIÈME PARTIE.

ANATOMIE DE L'ÉCHINORHYNQUE GÉANT

(Echinorhynchus gigas).

CONSIDÉRATIONS GÉNÉRALES.

Le genre échinorhynque * (*Échinorhynchus*), admis par la plupart des naturalistes, appartient au second ordre (acanthocéphales) des Entozoaires de M. Rudolphi (1). M. Cuvier l'a rapporté à la première famille (les acanthocéphales) (2) du deuxième ordre des vers intestinaux (les parenchymateux) (3). M. Duméril l'a placé dans la première section de la famille des helminthes (4) , et M. de Lamarck en fait le second genre du second ordre (les rigidules) des vers intestinaux (5).

Les caractères du genre échinorhynque sont, suivant la plupart des auteurs : un corps en forme de sac, muni d'une trompe simple, armée de crochets et rétractile : absence de canal intestinal :

---

* Ἐχῖνος hérisson Ρύγχος bec, trompe : à trompe armée de crochets

(1) *Entoz.* , t. II, p. 251 et suiv.

(2) De ἄκανθα, épine, et de κεφαλὴ tête : tête épineuse.

(3) *Régn. anim. , etc.* , t. IV, p. 38.

(4) *Zoolog. analyt.*, Paris, 1806, p. 303.

(5) *Animaux sans vertèbres* , t. III, p. 147 et 197.

deux bandelettes suspendues dans l'intérieur du corps; sexes distincts; femelles ovipares (1).

M. Rudolphi a établi 62 espèces d'échinorhynques. La première, remarquable par son volume, a été appelée pour cette raison *Echinorhynchus gigas* par Goëze (2), Bloch (3), Gmelin (4), Schrank (5), Rodolphi (6), Zeder (7), etc. Pallas l'a prise pour un tænia et l'a nommée *tænia hirudinacea* (8).

L'échinorhynque géant se trouve en abondance dans les intestins grêles du cochon et du sanglier (9); on ne le rencontre que fort rarement, et comme par accident, dans les gros intestins de ces animaux.

---

(1) Les échinorhynques vivent dans les intestins des quadrupèdes, des oiseaux, des reptiles et des poissons; on n'en a pas encore trouvé dans l'homme. (Bosc, *Hist. nat. des vers,* t. II, p. 2).

(2) *Versuch einer Naturgeschichte der Eingeweide-Würmer, etc.,* 1782, p. 145, 150, t. X, fig. 1.

(3) *Abhandlung von der Erzeugung der Eingeweide-Würmer und den Mitteln, etc.,* p. 26, t. VII, fig. 1.

(4) *C. A. Linnæi Syst. nat. cura, S. F. Gmelin,* p. 3044, n° 3.

(5) *Verzeichniss der bisher hinlaüglich bekannter, etc.* P. Schrank. p. 21, n° 72.

(6) *Entoz.* t. II, p. 251.

(7) *Erster Nachtrag zur Naturgeschichte,* etc. 1800.

(8) *Neuen nordischen Beytragen,* t. I, p. 107.

(9) Les cochons qui sont envoyés du Limousin aux échaudoires de Paris, ont bien plus souvent des échinorhynques que ceux qui viennent des autres provinces: fait bien connu des gens qui ouvrent ces animaux et préparent leurs intestins, et que j'ai été à même de vérifier souvent. Vers la fin de l'hiver, j'ai trouvé une beaucoup plus grande quantité d'échinorhynques que dans les autres saisons. Ces vers nagent librement dans les matières fécales liquides, ou bien sont fixés par leur trompe dans les parois intestinales. Dans ce dernier cas, on trouve toujours leur tête en haut, tandis que leur corps pend vers la partie inférieure du canal, en suivant le cours naturel des matières qu'il renferme. (Pl. VIII, fig. 15.)

CHAPITRE I.

CARACTÈRES EXTÉRIEURS. DE L'ÉCHINORHYNQUE GÉANT.

Le corps de l'échinorhynque géant est en général (1) cylindroïde. Il est plus gros vers la tête que du côté de la queue; sa longueur varie de trois à seize pouces; son diamètre n'est pas moins variable. (Pl. V, fig. 1 et 2; pl. VI, fig. 2.) Sa couleur est blanche, quelquefois légèrement bleuâtre ou violacée (2). Examiné pendant la vie de l'animal, il est aplati, ou cylindrique, lisse et ferme, ou rugueux, et flasque (3). Après la mort, il se gonfle et se roidit plus ou moins.

La tête est formée par une trompe globuleuse, munie de crochets et soutenue par une tige cylindrique plus rétrécie, qui lui forme une sorte de pédicule et qui est enfoncée dans le col. (Pl. V, fig. 1, 2; A.)

---

(1) Je dis en général, parcequ'en effet la forme des échinorhynques est fort sujette à varier, comme je le ferai voir en parlant de leurs mouvements.

(2) Cette différence de couleur a été observée par M. Rudolphi, qui dit : *Color albus, vermis in apro obvii magis cærulescens.* (*Entoz.*, t. II, p. 252.) Je présente à l'académie plusieurs échinorhynques pris sur des cochons, et dont la couleur est violacée. On trouve aussi un individu pareillement coloré dans la collection du muséum d'histoire naturelle de Paris (n° 183, de la collection d'helminthes).

(3) Il paraît que ce sont les rugosités du corps de l'échinorhynchus gigas vivant qui ont fait que Pallas a pris ce ver pour une espèce particulière de tænia. avec lesquels il a quelque ressemblance au premier aperçu.

Lorsqu'on regarde le corps de l'échinorhynque géant contre le jour, on voit deux lignes longitudinales assez étroites qui règnent dans toute sa longueur, l'une à l'abdomen, l'autre au dos; à leur niveau, le corps est un peu moins opaque que dans le reste de son étendue. On trouve aussi deux lignes longitudinales latérales, mais qui sont bien moins visibles en dehors qu'en dedans du corps.

La queue est obtuse ; plus arrondie et plus grosse proportionnellement chez le mâle que chez la femelle, elle présente chez le premier une fente fort étroite par laquelle sortent quelquefois les organes génitaux. Chez la femelle, il n'y a qu'un pore, le plus souvent même imperceptible. (Pl. V, fig. 2, D; Pl. VI, fig. 1, B.)

Les sexes sont faciles à distinguer par le volume des individus; les mâles n'acquièrent pas plus de trois pouces et demi de longueur, et sont beaucoup plus minces que les femelles, dont la longueur peut être de seize pouces.

Les femelles sont environ cinq fois plus communes que les mâles. Sur 227 individus que je n'avais pas soumis à mes dissections, et que j'avais conservés pour déterminer la proportion des sexes, j'ai trouvé 183 femelles, et seulement 44 mâles. (1)

----

(1) Quoique assez commun, l'échinorhynchus gigas mâle n'a été que rarement observé par les helminthologistes, comme l'a remarqué M. Rudolphi, qui dit en parlant de ce ver: *Mas Blochio soli visus tripollicaris,* etc. (*Entoz.*, t. II, p. 252.)

CHAPITRE II.

ORGANISATION DE L'ÉCHINORHYNQUE GÉANT.

§ Ier.

DE LA PEAU.

La peau de l'échinorhynque géant est d'un beau blanc, sur le plus grand nombre des individus, surtout après la mort. Son opacité ne permet pas de voir à travers, comme dans le lombric, les organes sur lesquels elle est appliquée. Elle présente des plis dont la forme, l'étendue, le nombre et la direction sont fort sujets à varier; la plupart sont transverses, et les autres longitudinaux; ils se coupent à angle droit, en interceptant entre eux des espaces quadrilatères. Ils dépendent de la contraction des fibres musculaires sous-cutanées; quand le corps s'étend ou se gonfle, ils disparaissent en grande partie. (Pl. V, fig. 1.)

La peau forme une sorte de sac qui enveloppe tout le corps; vers la tête, elle se prolonge sur le pédicule de la trompe, qu'elle embrasse; du côté de la queue, elle se comporte différemment chez le mâle et chez la femelle, ainsi que je l'indiquerai plus particulièrement en parlant des organes génitaux.

La face externe de la peau est lisse, brillante, comme vernissée, et ressemble à de la porcelaine blanche, lorsque le corps est gonflé par de la sérosité : sa face interne adhère aux fibres musculaires transverses, au moyen d'un tissu blanchâtre (1), ou gris, spongieux, dans lequel on ne peut distinguer de fibres. et qui est uni moins intimement aux muscles qu'à la peau, dont on peut cependant l'isoler. Cette même face est de plus en rapport avec les lignes longitudinales du dos et de l'abdomen (2).

La peau est percée par une multitude de pores dont la disposition varie. Ils sont semés irrégulièrement à sa surface, et quelquefois rangés sous forme de lignes plus ou moins flexueuses. Ils sont plus nombreux vers l'extrémité antérieure du corps que vers la postérieure ; les uns ne sauraient être vus qu'à l'aide d'une forte loupe, les autres, au contraire, peuvent facilement être aperçus à la vue simple ; quelquefois même leur étendue est si considérable, qu'ils constituent de véritables excavations, au fond desquelles on voit le tissu spongieux sous-cutané à découvert. Ils sont arrondis, elliptiques ou irréguliers. Lorsqu'on comprime le corps, la sérosité qui le distend s'échappe en partie, quoique avec peine, par ces ouvertures.

Le tissu de la peau est friable, peu extensible. Cette membrane se rompt avec une égale facilité dans tous les sens, et fait entendre alors un bruit sec particulier.

Elle ne présente pas de fibres distinctes. Les observations microscopiques ne m'ont rien fourni de satisfaisant sur sa structure intime.

---

(1) Ce tissu, par l'action de l'alcool et du sublimé corrosif, devient assez souvent d'une couleur brunâtre, ce qui permet de le distinguer de la peau et des muscles, qui restent très blancs.

(2) Ces lignes sont formées par deux canaux étroits, étendus depuis la tête jusqu'à la queue.

Exposée à l'action de l'air, elle se dessèche, et, d'opaque et de blanche qu'elle était, elle devient transparente et un peu jaunâtre ; si on lui fait éprouver des tiraillements, lorsqu'elle est ainsi desséchée, elle reprend aussitôt la couleur blanche éclatante qu'elle avait étant fraîche (1).

La peau ne s'altère que difficilement par la macération ; aussi est-ce un bon moyen de la séparer des parties qu'elle recouvre, et qui se putréfient bien plus promptement. Elle est perméable : lorsqu'on plonge dans l'eau un échinorhynque, on le voit se gonfler, se distendre par l'absorption du liquide, et acquérir, dans quelques cas, trois à quatre fois plus de grosseur qu'il n'avait auparavant. Ce phénomène n'arrive guère que lorsque l'animal est mort ou près de mourir, et me paraît dû à une absorption physique, semblable à celle qu'on observe dans la plupart des tissus animaux, devenus perméables après la mort ; c'est par les pores innombrables dont la peau est percée que le liquide s'introduit dans le corps (1).

§ II.

DES ORGANES DU MOUVEMENT.

Les fibres musculaires de l'échinorhynque sont bien plus distinctes que celles du lombric. Pendant la vie, elles sont blanchâtres. demi-transparentes, d'apparence gélatineuse ; elles sont éminemment contractiles, comme je m'en suis convaincu en les soumettant

---

(1) Voyez les expériences que j'ai faites sur la nutrition de l'échinorhynque gigas, p. 89 de ce mémoire.

à l'action d'irritants physiques et chimiques; l'irritablité y persiste long-temps; je les ai vues se contracter encore, sous l'influence d'un courant galvanique , seize heures après la cessation de tout mouvement spontané. Lorsqu'on ouvre longitudinalement un échinorhynque vivant, elles se contractent toutes à la fois; le corps se raccourcit , se rétrécit, devient épais , tout rugueux , et se renverse sur lui - même en se roulant en spirale.

Elles se comportent à peu près comme celles du lombric, avec les divers réactifs; par l'action de l'alcool et de la dissolution de sublimé corrosif, elles deviennent opaques et d'un beau blanc nacré; elles ressemblent assez bien alors à des fibres tendineuses.

Comme dans le lombric, elles sont disposées sur deux plans : l'un extérieur, plus fort, offre des fibres transversales ou annulaires; l'autre intérieur, plus mince, présente des faisceaux longitudinaux.

Indépendamment de ces muscles, qu'on peut nommer généraux, il y en a de spéciaux, qui servent à des usages particuliers; nous les ferons connaître en traitant de la trompe et des organes de la génération du mâle.

1° *Muscles extérieurs.* On les rencontre immédiatement au-dessous de la peau, à laquelle ils sont unis par la substance spongieuse dont j'ai parlé, et qui paraît faire l'office de tissu cellulaire.

Ces muscles sont disposés en manière d'anneaux aplatis suivant leur diamètre, et font le tour entier du corps. Ils commencent au col , par des anneaux très petits qui vont en s'agrandissant jusqu'au cinquième antérieur du corps environ, et diminuent ensuite graduellement jusqu'à l'extrémité de la queue. Ils ne se touchent pas par leurs bords voisins, mais laissent entre eux un écartement assez considérable ; par leur face interne, ils recouvrent les fibres longitudinales, auxquelles ils donnent attache en partie, mais dont il est cependant facile de les isoler.

2° *Muscles intérieurs.* Ils sont longitudinaux et croisent à angle droit la direction des précédents au-dessous desquels ils se rencon-trent ; à la première vue, on croirait qu'ils s'étendent directement depuis la tête jusqu'à la queue ; mais en les détachant avec précau-tion, on constate que leurs fibres sont assez courtes, et s'insèrent de distance en distance à la peau, dans les intervalles des muscles an-nulaires, au moyen de la substance spongieuse sous-cutanée, et à ces muscles eux-mêmes. Aussi est-il de toute impossibilité d'enlever ces fibres depuis la tête jusqu'à la queue : à mesure qu'on les déta-che, beaucoup restent adhérentes aux fibres musculaires extérieures ou annulaires. Les faisceaux longitudinaux forment des bandelettes aplaties qui se réunissent assez souvent entre elles par leurs par-ties latérales, et représentent une sorte de réseau à longues mail-les, lorsqu'on distend la peau dans le sens transversal. (Pl. V, fig. 3, F, F.)

Les muscles longitudinaux se terminent en avant de la manière suivante : arrivés à la base du col, ils lui adhèrent intimement, puis se divisent en six ou huit petites languettes triangulaires, alongées, qui sont d'abord libres, et viennent se fixer ensuite au sommet du col, près la rainure qui le sépare de la trompe (1). (Pl. VII, fig. 5, I, I.)

---

(1) Ces petits faisceaux triangulaires ont été regardés comme des muscles de la trompe, à laquelle ils n'appartiennent réellement pas. Ils doivent avoir pour usage de rapprocher le sommet du col de sa base, et par conséquent de le renverser en dedans, lors de la rétraction de la trompe.

Du côté de la queue, les fibres charnues longitudinales se terminent, en convergeant les unes vers les autres, autour de l'oviducte chez la femelle, et, chez le mâle, sur les bords de l'ouverture qui laisse sortir les organes génitaux.

Les muscles longitudinaux forment sur les parties latérales du corps une couche moins épaisse que partout ailleurs (1); par leur face interne, ils sont en rapport avec les canaux latéraux dans les deux sexes, et de plus, avec la membrane des ovaires chez la femelle, et les testicules et leurs conduits chez le mâle.

La disposition des fibres musculaires, l'écartement assez considérable que laissent entre eux les anneaux charnus extérieurs, la force différente des faisceaux longitudinaux et transversaux, l'état de roideur de la peau, etc., m'ont paru très propres à expliquer les divers phénomènes que présente l'échinorhynque lorsqu'il se meut.

Les mouvements généraux de ce ver sont fort lents, onduleux, quelquefois à peine sensibles. A volonté, l'échinorhynque peut alonger ou raccourcir son corps, en tout ou en partie seulement: le rendre plat ou cylindrique, poli ou rugueux, sillonné en long ou en travers, ou dans ces deux sens à la fois; convexe d'un côté et concave d'un autre; déprimé dans une partie, et arrondi en même temps dans celle qui est voisine, etc. On conçoit aisément, d'après cet aperçu, comment doivent se combiner, d'une manière générale ou isolée, les contractions des divers faisceaux musculeux, pour exécuter des mouvements si variés.

Lorsque le corps s'alonge, il devient ordinairement cylindrique

---

(1) On voit par cette description que les fibres longitudinales de l'échinorhynque ne forment pas deux muscles distincts comme dans les lombrics, mais qu'elles se rencontrent sur tous les points de la circonférence du corps.

et plus étroit, ses plis transversaux s'effacent, tandis que les longitudinaux se prononcent davantage ; des phénomènes opposés ont lieu lorsqu'il se raccourcit.

Les mouvements sont, comme dans les lombrics, plus prononcés vers la tête que vers la queue, et se font spécialement dans le sens vertical. Il y a quelques mouvements latéraux, lesquels se combinant avec les précédents, produisent la circumduction de l'extrémité antérieure du corps.

Lorsque l'échinorhynque veut cheminer, il forme plusieurs courbes vers son extrémité postérieure, pour prendre des points d'appui sur l'intestin ; puis il étend très lentement son extrémité antérieure, la porte en avant, et la fixe, en enfonçant les crochets de l'un des côtés de sa trompe seulement, dans les parois de l'intestin ; il raccourcit alors son corps peu à peu et se rapproche du point où il vient de s'accrocher, après quoi il détache sa tête, s'alonge de nouveau, et répète les mêmes mouvements *.

Il y a des mouvements particuliers qui appartiennent à la trompe, et d'autres qui sont départis aux organes génitaux du mâle ; nous les examinerons plus tard (1).

§ III.

DES ORGANES DE LA SENSIBILITÉ.

Nul doute que l'échinorhynque ne soit sensible à l'impression

---

* M. Cuvier indique ce mode de progression comme particulier à la plupart des vers intestinaux. (*Leçons d'anat. comp.* , t. I, p. 466.)

(1) Pour étudier non seulement les mouvements généraux, mais aussi ceux qui sont particuliers à la trompe, il faut plonger des échinorhynques vivants dans un vase rempli d'eau à trente-deux degrés, et au fond duquel on a mis des intestins de cochon sur lesquels ils peuvent s'accrocher.

10

des corps extérieurs. Les résultats des expériences que j'ai tentées
pour m'en assurer sont conformes à ceux dont j'ai parlé à l'occasion du lombric; il serait inutile et fastidieux de les répéter ici.

L'échinorhynque a-t-il des nerfs? et, s'ils existent, quelle est leur
disposition?

Chez quelques uns de ces vers, deux cordons blanchâtres (1)
règnent immédiatement au-dessous de la peau, l'un sur la ligne
médiane du dos, l'autre sur celle de l'abdomen; ils sont ordinairement indiqués à l'extérieur par une légère dépression longitudinale de la peau, qui paraît moins opaque à leur niveau, lorsqu'on
regarde le ver contre le jour. Ils commencent vers la base du col (2),
où ils sont très minces, et descendent sans former de nœuds sensibles jusqu'à la queue, où ils se terminent. Chacun donne naissance à droite et à gauche à des filaments nombreux de même
nature, lesquels s'unissant à ceux qui viennent du cordon opposé,
entourent tout le corps.

Ces cordons sont logés dans un sillon que leur présente la substance pulpeuse qui unit la peau aux fibres charnues circulaires, et
dont il est assez difficile de les isoler (3). Examinés au microscope,
ils ne présentent pas de fibres, mais paraissent formés par un tissu
blanchâtre, comme floconneux, qu'on ne saurait confondre avec
celui de la membrane spongieuse dans laquelle ils sont logés.

Quelquefois, indépendamment de ces deux cordons médians et

---

(1) Ces cordons et les lignes longitudinales qui leur correspondent n'ont point
été indiqués par M. Rudolphi.

(2) Je n'ai pu, à cause de leur ténuité, vérifier s'ils s'unissaient ensemble
autour du col.

(3) Lorsqu'on dépouille l'échinorhynque, les cordons que je décris restent
tantôt adhérents à la peau, et tantôt à la membrane pulpeuse et aux fibres
circulaires.

des branches transversales qu'ils fournissent, on trouve encore
quelques filaments longitudinaux qui paraissent de même nature,
et descendent du col dans la substance pulpeuse, à une distance
plus ou moins grande les uns des autres.

Doit-on regarder ces cordons et les branches qu'ils donnent,
comme formant un système nerveux? je ne le pense pas, et voici
sur quoi je me fonde : le système nerveux est invariable, constant
chez les différents individus de la même espèce, et lorsqu'on l'a
démontré sur un, on peut à coup sûr le démontrer sur un autre.
Or les organes que je viens de décrire sont bien loin d'être con-
stants; ainsi, chez le plus grand nombre des échinorhynques, au lieu
des cordons blanchâtres de l'abdomen et du dos et des filets transversaux de communication, on observe simplement, à leur place,
des canaux étroits qui sont remplis par une sérosité limpide, et
creusés dans le tissu spongieux sous-cutané. Si on pousse avec un
tube de verre une injection colorée, par un de ces canaux longitudinaux, bientôt le liquide les pénètre avec la plus grande facilité, depuis un bout du corps jusqu'à l'autre, et passe dans le canal
opposé, par les branches transversales (1). Dans ces cas il est impossible de retrouver la moindre trace du tissu blanchâtre, comme
spongieux, qui forme les cordons ci-dessus décrits. Il se peut faire
que ces derniers soient formés par la coagulation du liquide
renfermé dans les canaux du dos et de l'abdomen ; mais alors

---

(1) Un moyen simple de s'assurer de la présence de ces conduits, consiste à
couper le corps de l'échinorhynque transversalement et à différentes distances.
On les trouve béants entre la peau et les muscles. Souvent cette préparation fait
voir un autre canal également longitudinal, mais beaucoup plus délié que le
précédent, au-dessous duquel il est situé, et descendant entre les deux couches
musculaires. (Pl. VI, fig. 13, c. d.)

pourquoi cette coagulation n'aurait-elle pas lieu constamment? je l'ignore.

Je pense que ces canaux et les liquides qu'ils renferment ont rapport à la nutrition.

Je n'ai pu découvrir dans l'échinorhynque aucun organe qui puisse être considéré comme nerveux et formant un système distinct, ainsi qu'on l'observe chez l'ascaride lombricoïde.

§ IV.

DES ORGANES DE LA NUTRITION.

Le genre échinorhynque, comme les autres acanthocéphales, ne présente pas de canal intestinal, ni aucune partie qui puisse lui être assimilée ; aussi MM. Zeder et Rudolphi ont-ils pensé que les matières nutritives pouvaient s'introduire par deux voies dans le corps de ces vers : 1° par les pores de la peau, 2° par la trompe. J'adopte entièrement leur opinion.

1° DE LA TROMPE.

La trompe (*proboscis*) est un tube cylindroïde, très court, dur, élastique, embrassé par le col, qui lui forme une sorte de gaîne, et muni de muscles spéciaux. Une de ses extrémités est cachée dans le corps; l'autre est saillante au dehors, et terminée par une éminence sphérique, armée de quatre rangées d'aiguillons recourbés et disposés en quinconces ; on trouve le plus souvent six aiguillons à chaque série. (Pl. V, fig. 2, B; Pl. VI, fig. 10, F. fig. 11.)

Ces aiguillons ont une pointe fort aiguë, dirigée en arrière et en dehors; leur base est implantée sur la trompe, au

moyen d'un tubercule arrondi et mobile (1). Ils sont formés par
une substance dure, jaunâtre, transparente et fragile; aussi lorsqu'on tire avec force un échinorhynque dont la tête est enfoncée
dans les parois de l'intestin, plusieurs d'entre eux se rompent-
ils presque toujours. (Pl. VI, fig. 12.)

Entre les bases des six crochets antérieurs, et par conséquent
au centre de l'extrémité sphérique de la trompe, on trouve une
saillie arrondie, sorte de tubercule au milieu duquel on peut apercevoir quelquefois, à l'aide d'une forte loupe, un pore d'une petitesse extrême (1). (Pl. VI, fig. 11.)

L'éminence sphérique qui supporte les crochets est-elle même
portée par un pédicule rétréci qui fait partie de la trompe, et sur
lequel on peut distinguer quelques porosités.

La trompe est creusée par un canal central, étroit, à parois
épaisses et blanches. (Pl. VII, fig. 2, D.) Elle se continue avec l'extrémité antérieure de l'ovaire chez la femelle (Pl. VIII, fig. 1, A.
B.), et adhère, chez le mâle, à des filaments qui vont s'attacher au
testicule antérieur. Sa partie saillante est recouverte par une membrane très mince, qui se confond avec la peau, dans le sillon qui la
sépare du col.

La trompe peut se mouvoir au moyen de muscles qui lui sont
propres, et dont les uns ont pour usage de la faire sortir, ce sont

----

(1) Ces crochets sont visibles à l'œil nu, et lorsqu'on les applique sur la peau,
ils produisent la sensation que feraient éprouver plusieurs pointes d'aiguilles
très fines.

(2) M. Rudolphi dit avoir constamment trouvé l'ouverture de la trompe sur toutes
les espèces d'échinorhynques. J'avoue l'avoir cherchée inutilement sur le plus
grand nombre. Sur quelques uns seulement, j'ai pu constater son existence.
Les observations de M. le professeur Otto sont absolument conformes aux
miennes. Plusieurs autres helminthologistes n'ont jamais aperçu cette ouverture
centrale de la trompe.

les *protracteurs* ; et les autres de la retirer, de l'enfoncer dans le corps, ce sont les *retracteurs*.

Ces derniers sont au nombre de quatre : deux supérieurs et deux inférieurs. Ils sont alongés, aplatis, triangulaires. Leur extrémité postérieure ou leur base se continue avec les fibres longitudinales du corps ; leur extrémité antérieure, très aiguë, se réunit avec celle qui l'avoisine, pour s'insérer à l'extrémité postérieure de la trompe, dans une petite gouttière qu'elle leur présente en dessus et en dessous. Ces muscles adhèrent en dedans, chez la femelle, à la membrane des ovaires. (Pl. V, fig. 3, c; pl. VII, fig. 3, d. d. e. e.)

Les muscles protracteurs sont également au nombre de quatre, et rassemblés en deux paires comme les précédents. Ils sont fort petits, alongés, aplatis, semblent former une gaîne à la trompe qu'ils entourent ; ils s'insèrent en avant au sommet du col, et en arrière à l'extrémité postérieure de la trompe, dans les intervalles des muscles rétracteurs (1). (Pl. V, fig. 3, ab ; pl. VII, fig. 3, c. c. fig. 5, e. e.)

Les mouvements de la trompe, sur lesquels on ne trouve dans les auteurs que des notions vagues et incomplètes, sont très remarquables et beaucoup plus vifs que ceux des autres parties. La trompe peut rentrer dans le corps ou en sortir, suivant deux modes bien différents que je vais exposer séparément.

---

(1) Je n'ai jamais observé pour la trompe que les muscles dont je viens de donner la description, et je pense que plusieurs auteurs , avec Zeder (*Erster nachtrag.* , p. 108), ont regardé comme des muscles appartenants à cet organe les faisceaux triangulaires par lesquels se terminent en avant les fibres longitudinales du corps, ainsi que certains filaments blanchâtres, dont l'existence et la disposition sont fort variables , et qui s'attachent aux bandelettes latérales.

A. L'éminence sphérique de la trompe, armée de ses aiguillons, s'enfonce dans le corps sans changer de forme. Pour cela, le col se renverse en dedans, se retourne sur lui-même, et la reçoit comme dans une véritable gaîne (1); pendant ce mouvement, les aiguillons m'ont paru se resserrer contre la trompe ; la tête disparaît, et se trouve, ainsi que le col qui l'enveloppe, cachée dans le corps. C'est le seul mouvement de rétraction qu'on puisse faire exécuter à la trompe après la mort, en tirant les muscles rétracteurs en arrière. L'animal le produit assez rarement pendant la vie ; quelquefois il meurt avec sa trompe ainsi retirée. (Pl. VII, fig. 1, fig. 2. A. B. C. D.)

La tête de la trompe étant renfermée de cette manière dans le col, l'échinorhynque peut la faire sortir, et le col se rétablit à mesure que la tête est poussée au dehors (2). On peut, après la mort, opérer ce mouvement de protraction, en appuyant sur le corps et en comprimant les liquides qu'il renferme (3).

B. Il est deux autres mouvements de rétraction et de pro-

---

(1) Le col se renverse par la contraction des faisceaux antérieurs des fibres longitudinales du corps, qui se portent de sa base à son sommet, et tendent par conséquent à rapprocher ces deux parties l'une de l'autre.

(2) La trompe sort à mesure que le col se rétablit par la contraction successive de ses fibres circulaires.

(3) M. Rudolphi dit, en parlant de la trompe de l'échinorhynque, *« sub pro-*
» boscidis autem emissione fibræ corporis transversales remittunt, et longitudinales,
» agendo, corpus brevius reddunt, ut corporis contenta in vaginam agant, eam-
» que protrudant. » (*Entoz.*, t. I, p. 229.) La flaccidité du corps de l'échinorhynque pendant la vie, les mouvements de sa trompe, qui ont lieu avec une promptitude et une fréquence remarquables, pendant que le corps est immobile, enfin la disposition particulière des muscles de cet organe, parfaitement accommodés à ses mouvements, m'empêchent d'admettre

traction bien différents des précédents, et qu'on ne peut reproduire artificiellement sur le cadavre de l'échinorhynque; voici comment ils se passent :

Rétraction. Quand l'animal veut faire rentrer sa trompe, suivant ce dernier mode, son éminence sphérique se retourne sur elle-même comme un doigt de gant, de sorte que sa face externe, munie d'aiguillons, devient interne; on voit le sommet de la tête devenir concave à sa partie moyenne, et s'enfoncer de plus en plus au centre de la sphère qu'elle représente. Les crochets se renversent, s'introduisent successivement les uns après les autres dans cette cavité, laquelle se fait aux dépens de l'éminence sphérique, qui ne tarde pas à disparaître en se retournant ainsi sur elle-même. Les aiguillons cachés en dedans de la trompe, qu'ils ne peuvent blesser, sont adossés les uns aux autres par leur convexité, et leur base est dirigée en arrière, tandis que leur pointe regarde en avant. (Pl. VII, fig. 5, c. d.)

Le col de l'échinorhynque n'a pas disparu, ne s'est pas renversé sur lui-même pendant ce mouvement; mais il présente à son sommet un trou au fond duquel on voit tous les crochets rapprochés les uns des autres (1), en une sorte de faisceau. (Pl. VII, fig. 4, c.)

---

l'opinion de ce célèbre naturaliste, quoique je sache bien qu'après la mort, lorsque la trompe est retirée, on puisse la faire saillir en comprimant les fluides renfermés dans le corps. Le tétrarhynchus, dont l'organisation offre de l'analogie avec celle de l'échinorhynque, peut, selon M. Bosc, faire sortir ou retirer ses trompes toutes ensemble ou séparément, et certes ce phénomène n'aurait pas lieu, si la sérosité du corps, comprimée par l'action des muscles, en était la cause.

(1) Ce mouvement présente de l'analogie avec celui par lequel les mollusques gastéropodes font successivement sortir et rentrer leurs tentacules.

La trompe peut de la sorte se retourner sur elle-même, en tout ou en partie seulement, au gré de l'animal. Dans ce dernier cas, son éminence sphérique se creuse à sa partie moyenne, d'une cavité d'autant plus profonde, que le degré de rétraction est plus considérable, mais elle ne disparaît pas entièrement comme dans le premier (1).

Protraction. Lorsque l'échinorhynque produit la protraction de sa trompe, suivant le second mode, on voit sa tête reprendre sa forme, en se déployant de sa base vers son sommet : les crochets s'avancent la pointe en avant, puis exécutent successivement, depuis ceux de la base, qui sortent les premiers, jusqu'à ceux du sommet, qui paraissent les derniers, un mouvement de renversement bien remarquable.

Quand l'animal veut enfoncer sa tête dans un intestin, ce dont j'ai été témoin un grand nombre de fois, il commence par retirer tous ses crochets, en renversant sa trompe, suivant le mécanisme indiqué, puis il les fait sortir en un seul faisceau et avec promptitude, la pointe en avant, contre le tissu dans lequel il veut pénétrer. Les crochets de la base s'enfoncent les premiers dans l'intestin et le fixent de telle manière qu'il ne peut plus échapper à l'action des autres, lesquels se déploient successivement, et viennent le percer en s'enfonçant de plus en plus. Les aiguillons du sommet de la trompe, qui sortent les derniers, se trouvent par ce mécanisme même situés plus profondément que les autres. (Pl. VII, fig. 4 et 5.)

Après quelques mouvements semblables de rétraction et de

---

(1) L'échinorhynque ne fait exécuter à sa trompe que des mouvements partiels, quand il veut s'assurer du tissu dans lequel il doit pénétrer : ce n'est que lorsqu'il a choisi le lieu qui lui convient, qu'il a recours à des mouvements de totalité pour s'y enfoncer.

protraction, la tête de la trompe se trouve cachée en très peu de temps, et tout entière, dans l'épaisseur des parois de l'intestin, dont on ne peut la tirer que très difficilement, et en cassant souvent une partie de ses crochets. Quand on détache des échinorhynques enfoncés dans les intestins, parfois la trompe se sépare du corps.

Lorsque l'animal veut retirer sa trompe des parties où il l'a plongée, il la fait rentrer simplement en elle-même (1), et chaque aiguillon sort de la petite cavité qu'il s'était pratiquée, en exécutant un mouvement d'arc de cercle inverse à celui qui l'avait fait entrer.

Il est facile de voir ces mouvements, en présentant à l'échinorhynque un morceau de péritoine; la transparence de cette membrane permet de les étudier.

Ces mouvements sont très prompts, et s'opèrent ordinairement à des intervalles assez réguliers. J'en ai compté jusqu'à cinquante par minute (1); ils dépendent des muscles spéciaux que j'ai décrits, et dont l'action est facile à apprécier. Quand on vient

---

(1) En suivant le second mode de rétraction, c'est-à-dire en la retournant sur elle-même de son sommet vers sa base.

(2) On voit que la nature a donné aux échinorhynques les moyens de faire de profondes blessures aux intestins, qu'ils percent quelquefois de part en part. L'irritation produite par la présence de la trompe au milieu des tissus vivants détermine l'afflux des liquides et la formation d'un tubercule de grosseur variable, très dur, et qu'on aperçoit facilement à travers le péritoine qui le recouvre en dehors. (Pl. VII, fig. 6, B; fig. 7, A.) Ce tubercule a le plus ordinairement une forme oblongue; coupé suivant son grand diamètre, il paraît formé par une lymphe concrète, disposée par couches concentriques serrées, blanchâtres ou rougeâtres, et qui ont beaucoup de ressemblance avec les couches de fibrine qu'on trouve dans les anévrismes anciens. Au milieu de ce tubercule est une cavité arrondie qui logeait la tête de la trompe, et dont les parois sont percées

à irriter, à couper un échinorhynque fixé dans les parois de l'intestin, quelquefois il s'en détache; dans d'autres cas il lui demeure adhérent.

2° DES BANDELETTES LATÉRALES. (*Lemnisci.*)

On trouve dans la cavité du corps de l'échinorhynque deux longues bandelettes flexueuses, attachées aux parties latérales du col par leur extrémité antérieure qui est fort étroite; libres et flottantes dans le reste de leur étendue, leur extrémité postérieure est obtuse et parfois légèrement échancrée. (Pl. V, fig. 3, D, D.) Elles ont de dix-huit lignes à deux pouces de longueur, sur une ligne ou une ligne et demie de largeur dans les femelles; chez les mâles, elles sont beaucoup plus petites. (Pl. IV, fig. 3, fig. 4, D, D.) Pendant la vie, elles sont demi-transparentes, d'une couleur blanchâtre tirant

---

de petites cavités fort distinctes, dans chacune desquelles était reçu un des crochets. (Pl. VII, fig. 8, A, B.)

Lorsqu'on arrache avec force un échinorhynque fixé dans l'intestin, le plus souvent le tubercule se détache et reste autour de la trompe; mais lorsque l'animal s'est détaché de lui-même en abandonnant son tubercule, celui-ci s'atrophie, diminue considérablement de volume, et finit par tomber dans la cavité de l'intestin; il reste à sa place une petite cavité ulcéreuse qui disparaît peu à peu.

Quelquefois les échinorhynques ne déterminent que la lésion locale que je viens d'indiquer; d'autres fois au contraire, et surtout s'ils sont en grand nombre, toute la portion voisine du tube digestif est affectée d'un relâchement particulier. Elle est dilatée, mince, d'une couleur verte plus ou moins foncée, légèrement enflammée à l'intérieur, et se distingue de prime abord des autres portions, qui sont dans un état parfaitement sain. J'ai encore observé plusieurs autres altérations pathologiques déterminées par l'échinorhynque, comme des adhérences entre les circonvolutions intestinales, suite de leur inflammation, des perforations, des suppurations des intestins, etc. Je crois inutile de les rapporter ici en détail.

11.

légèrement sur le vert ou sur le jaune ; après la mort elles deviennent plus opaques. Elles ont un peu plus d'épaisseur sur leurs
bords que vers leur partie moyenne, et m'ont offert beaucoup
de variété, de forme, de longueur, de couleur, de direction, etc. ;
quelquefois elles sont roulées, plissées, tortillées en un paquet ;
il n'est point rare de les trouver entrelacées toutes les deux d'un
seul côté.

Leur surface est inégale, rugueuse, comme chagrinée. Lorsqu'on
les examine attentivement avec une forte loupe, on remarque un
vaisseau transparent qui règne dans toute leur longueur, mais qui
n'est pas également visible chez tous les individus : je n'ai jamais
pu l'injecter. Il rampe dans la partie moyenne de la bandelette,
depuis une extrémité jusqu'à l'autre, en donnant quelques rameaux
peu apparents à droite et à gauche. D'autres fois, vers le quart ou
le tiers antérieur de la bandelette, il se divise à angle aigu en
deux branches, lesquelles s'écartent, descendent près de ses bords,
et s'unissent ensemble, d'une manière manifeste, vers son extrémité libre (1).

Des filaments blanchâtres, très fins, dont la direction varie,
fixent le pédicule ou l'extrémité antérieure des bandelettes aux
parties voisines du col : j'ignore leur nature.

Il n'est point rare de trouver sur ces bandelettes plusieurs vésicules développées dans l'épaisseur de leurs parois, et variables
pour le nombre, le volume, la forme ; elles contiennent un liquide
transparent, insipide, qui m'a paru de nature albumineuse (2).

---

(1) M. Rudolphi indique cette anastomose. (*Entoz.*, t. I, p. 254.)

(2) Goëze dit avoir vu au milieu de chaque bandelette un canal jaunâtre qui se
dilatait en deux sacs ovales. (*Naturgeschichte*, p. 1417.) J'ai cherché ces
parties sur un très grand nombre de bandelettes, et toujours en vain. Il est

Pendant la vie, les bandelettes latérales n'offrent pas de mouvements sensibles; leur tissu est mou, fragile, granuleux, sans fibres distinctes : le fluide galvanique ne leur fait éprouver aucun mouvement.

5° DES CANAUX LATÉRAUX (1).

On observe en dedans du corps de l'échinorhynque et sur les parties latérales deux longs canaux cylindriques, étendus depuis le col jusqu'à l'extrémité de la queue. Très étroits vers leurs extrémités, ces canaux sont, à leur partie moyenne, assez larges pour être facilement aperçus, aussitôt qu'on ouvre un échinorhynque. Ils sont logés dans une gouttière que leur présentent les fibres musculaires longitudinales, plus minces dans cet endroit que partout ailleurs. Ils sont transparents, bosselés et comme étranglés de distance en distance. Dans leur intérieur ils offrent des replis valvulaires, qui n'empêchent pas l'injection de les remplir avec facilité : on peut les insuffler aisément avec un tube de verre; ils ressemblent alors à deux gros vaisseaux lymphatiques. (Pl. V, fig. 3, EE.)

Ces canaux sont très adhérents aux fibres musculaires (2) par un de leurs côtés; en dedans, ils font une saillie considérable, et répondent à un intervalle ou longue cavité prismatique et triangulaire, que laissent entre eux les ovaires chez la femelle. (Pl. VI, fig. 13, E.) Chez le mâle, ils sont en rapport avec

---

possible que ces sacs, indiqués par Goëze, ne soient autre chose que les vésicules que je viens de faire connaître, et dont l'existence est loin d'être constante.

(1) M. Rudolphi, qui a parlé de l'organisation de l'échinorhynque, d'après ses propres observations et d'après les descriptions qu'en ont données les différents naturalistes, ne fait aucune mention de ces canaux.

(2) Cependant il n'est pas très difficile de les isoler dans une certaine étendue.

les testicules et les autres organes internes de la génération. L'extrémité antérieure des canaux latéraux est fort étroite ; elle s'ouvre par un pore arrondi, de chaque côté du col, près l'insertion des bandelettes latérales. Leur extrémité postérieure se termine en cul-de-sac près de la queue.

Les canaux latéraux sont remplis par un liquide transparent, inodore, un peu salé, et qui est albumineux, si on en juge par la facilité avec laquelle il se coagule par l'action des acides et de l'alcool (1). Ils ne donnent aucune branche latérale, et je n'ai pu trouver de communication soit entre eux, soit avec les bandelettes latérales (2).

Leurs parois sont minces, faciles à déchirer, et formées par une membrane diaphane dans laquelle on ne discerne pas de fibres à l'aide du microscope. Peut-être y a-t-il deux membranes adossées dont l'intérieure forme les valvules, comme cela s'observe dans les vaisseaux lymphatiques et les veines : c'est ce que l'inspection la plus attentive n'a pu me démontrer.

Comme on ne trouve pas de canal intestinal à l'échinorhynque, il faut bien admettre que la nutrition s'opère chez lui sans le secours de la digestion ; il n'est point obligé, comme l'ascaride lombricoïde et la plupart des autres animaux, d'introduire en lui une certaine quantité de substances alimentaires, pour les altérer, les modifier, y prendre les matériaux de son organisation, et rejeter le reste sous forme d'excréments.

---

(1) Lorsqu'un échinorhynque a été conservé dans ces divers réactifs, on rencontre les canaux latéraux remplis de flocons blanchâtres, plus ou moins abondants, que j'avais pris, au premier examen, pour un tissu tomenteux particulier, mais dont je ne tardai pas à reconnaître la nature sur des échinorhynques vivants.

(2) Il ne serait pas impossible que les filaments blanchâtres qui fixent les bandelettes latérales au col les fissent communiquer avec les canaux correspondants.

L'échinorhynque, examiné dans les intestins, ressemble assez à un ténia, par la flaccidité, l'aplatissement et les rugosités de son corps. (Pl. V, fig. 1.) Mais si on le plonge dans l'eau, à mesure que la vie s'éteint, ou mieux s'il est déjà mort, on le voit se gonfler peu à peu, perdre ses rides, devenir cylindrique et fort gros. (Pl. V, fig. 2.)

J'ai constaté, après Treutler (1) et M. Rudolphi, par l'expérience de la ligature du corps (2), que l'absorption de l'eau ou des liquides colorés dans lesquels on le plongeait avait lieu par les porosités de la peau. Mais ce phénomène, qui paraît purement hygrométrique après la mort, peut bien se passer pendant la vie sous l'influence des forces vitales, et l'on doit, ce me semble, regarder les pores de la peau comme autant de bouches absorbantes qui puisent, dans les matières intestinales, les sucs nécessaires à l'entretien et à l'accroissement des organes.

Cependant la trompe munie d'un canal central, lequel paraît

---

(1) Treutler pensait que la trompe, dont l'ouverture centrale souvent n'existe pas, ne pouvait servir à l'absorption de la matière nutritive, qui était pompée au contraire par les vaisseaux absorbants de la peau. (*De echinorhynchorum natura ; Lips.* 1791 , **XVI.**)

Les échinorhynques qui ont séjourné quelque temps dans l'eau se gonflent tellement qu'ils changent entièrement de volume et de forme. Quand on les plonge dans l'essence de térébenthine, ce liquide n'étant pas absorbé, ils conservent la figure et les dimensions qu'ils avaient pendant la vie.

(2) J'ai mis des échinorhynques, dont j'avais fortement lié la tête et la queue, dans de l'encre, de l'infusion de rhubarbe, de safran, et j'ai toujours vu que ces liquides colorés pénétraient également dans la partie du corps comprise entre les deux ligatures et dans les deux extrémités : preuve évidente que l'absorption ne se fait pas uniquement par la trompe, mais aussi à travers la peau elle-même.

communiquer avec les ovaires, garnie sur ses parties latérales de pores nombreux, et voisine de l'ouverture des canaux latéraux, peut être aussi considérée comme un des organes essentiels de la nutrition. Il est probable que l'échinorhynque absorbe par cette partie les liquides qui affluent autour de la blessure qu'il a faite aux parois intestinales (1). La structure du tubercule qui se développe autour de sa tête semble prouver qu'il demeure longtemps fixé à la même place. Mais dans quelles parties passent les fluides nutritifs? sont-ils reçus et circulent-ils dans les canaux latéraux qui feraient l'office de système vasculaire et nutritif tout à la fois, et, dans ce cas, quel serait leur mode de circulation? Ne sont-ils pas modifiés par les bandelettes latérales, ou déposés et mis en réserve dans leur intérieur, comme ils le sont dans les appendices nourriciers chez le lombric? (2) Quel rôle jouent, dans la nutrition, les canaux longitudinaux sous-cutanés et le tissu spongieux au milieu duquel ils sont creusés? Ne seraient-ils pas destinés à prendre les liquides absorbés par la peau, à les transmettre au dedans du corps, à les transporter dans toutes les parties? Je ne crois pas devoir chercher ici à résoudre ces questions, parceque je me verrais obligé d'abandonner l'observation des faits, pour me livrer à des hypothèses que je regarderais au moins comme gratuites.

---

(1) M. Bosc admet l'absorption par la trompe, et dit, en parlant des échinorhynques : « Ils se nourrissent, ou des sucs gastrique et pancréatique qui coulent dans les intestins, ou des humeurs lymphatiques qui filtrent dans le canal intestinal, et que l'irritation produite par leurs crochets fait fluer en plus grande quantité dans l'endroit où ils sont fixés. » (*Nouv. Dict. d'hist. nat.*, t. **X**, p. 67.

(2) Les bandelettes latérales ont quelque analogie de structure et de conformation avec les cœcums nourriciers de l'ascaride lombricoïde ; il est possible que, chez l'échinorhynque, l'étendue de ces organes supplée au nombre de ceux

§ V.

DES ORGANES DE LA GÉNÉRATION.

Les sexes de l'échinorhynque sont faciles à distinguer l'un de l'autre. Le mâle est beaucoup plus petit et plus mince que la femelle; sa queue est plus obtuse, plus grosse proportionnellement, et percée d'une fente verticale qu'on ne rencontre jamais dans celle-ci, et par laquelle sortent quelquefois les organes de la génération. (Pl. V, fig. 1, 2 ; pl. VI , fig. 1, 2.)

1° ORGANES GÉNITAUX DU MALE.

Ils se composent de deux testicules, de deux conduits déférents qui se réunissent en un seul, pour se rendre dans une vésicule séminale unique, et d'une longue verge, munie d'un appareil musculaire particulier.

Les testicules représentent deux corps cylindroïdes, d'une couleur très blanche, légèrement courbes, de six à sept lignes de longueur, d'une ligne de diamètre environ, rétrécis à leurs extrémités, qui se terminent en pointe ; ils sont placés à côté l'un de l'autre, de telle manière que l'un est manifestement antérieur et l'autre postérieur. Ils sont à peu près de même volume. (Pl. VI, fig. 3 ; fig. 4, F, H.)

Le testicule antérieur est côtoyé dans toute sa longueur par un canal membraneux très mince, transparent, auquel il donne nais-

---

du lombric : Zeder, Rudolphi, regardent, d'après Goëze, ces bandelettes comme des organes de nutrition.

sance, et qui s'attache en avant, à la partie postérieure de la trompe (1), tandis qu'en arrière il se rapproche du testicule postérieur, descend au-delà pour se réunir, à angle aigu, avec un semblable conduit qui en provient. (Pl. VI, fig. 4, I.)

Ce dernier, en avant, ne se porte pas à la trompe comme celui du testicule antérieur, mais s'attache à la face interne du corps. Je considère ces deux canaux, réunis ensuite en un seul, comme des conduits déférents ou vaisseaux de communication entre les testicules et la vésicule séminale.

Les testicules sont formés par une enveloppe extérieure, assez résistante, demi-transparente ; leur cavité est remplie d'une humeur épaisse, blanche, grumeleuse.

Le canal unique, né de la jonction des deux conduits déférents, descend au centre du corps, et bientôt éprouve cinq ou six dilatations considérables, arrondies ou réniformes, qui par leur réunion constituent une vésicule séminale bosselée, alongée, et formée de plusieurs lobes séparés. (Pl. VI, fig. 4, L, K.)

Ce réservoir est rempli d'un fluide semblable à celui des testicules, et se trouve embrassé en arrière par les muscles rétracteurs du penis, qui lui forment une sorte de gaîne conique ; il se continue, dans ce dernier sens, avec un long penis, dont la structure est assez compliquée, et dont la forme varie suivant qu'il est entièrement renfermé dans le corps ou en partie saillant au dehors. A l'endroit où le réservoir séminal se joint au penis, et entre les muscles de ce dernier organe, on trouve, en avant, une sorte de petit godet saillant, à bords épais, durs et inégaux, de couleur blanche. (Pl. VI, fig. 4, Q.)

Le penis est une tige droite, cylindrique, creuse, de trois à

---

(1) Je n'ai pu trouver de communication entre ce canal et la cavité de la trompe. (Pl. V, fig. 3 et 4, G.)

quatre lignes de longueur, assez résistante, et embrassée à son origine par les muscles qui doivent la mouvoir. (Pl. VI, fig. 3; fig. 4, M.) Quand il est renfermé dans le corps, voici quelle est sa disposition : on le voit s'élargir en arrière, et éprouver une dilatation considérable, qui ressemble à deux entonnoirs ou cônes creux, très courts, réunis par leur base. Le sommet tronqué du cône antérieur se continue avec la tige cylindrique du penis; le sommet, également tronqué, du cône postérieur vient se terminer tout autour de la fente qui se voit à l'extrémité de la queue. (Pl. VI, fig. 3; fig. 4, N, O, P.)

Quand le penis est sorti, on ne rencontre plus la dilatation que je viens de décrire, vu qu'elle a été chassée hors de l'abdomen par un mécanisme particulier, que j'indiquerai.

Le penis ne sort jamais qu'en partie par l'ouverture de l'extrémité caudale, et forme à l'extérieur une espèce de cloche renversée, ou cône creux, long de deux lignes, dont le sommet adhère à la queue. (Pl. VI, fig. 2, D.)

Ce cône est formé lui-même de deux membranes simplement adossées et sans adhérences entre elles. Sur le pourtour de la cavité, elles sont continues, absolument comme les membranes interne et externe du prépuce de l'homme se continuent l'une avec l'autre sur le bord libre de cette enveloppe. (Pl. VI, fig. 8, A, B, C; fig. 9, B, C, E, F.)

La membrane extérieure est blanche, sèche, coriace, et a beaucoup d'analogie avec la peau, dont elle paraît dépendre. La membrane intérieure est molle, pulpeuse, plissée transversalement, et présente l'ouverture du penis, dans sa partie moyenne, au fond de la cavité conique qu'elle revêt.

La verge de l'échinorhynque jouit de mouvements étendus, qu'elle doit à des muscles spéciaux, que je distingue en *rétracteurs* et en *protracteurs*, comme ceux de la trompe.

Les premiers, au nombre de deux, sont latéraux, et leur étendue est de sept à huit lignes ; par leur extrémité antérieure, ils s'implantent sur les parties latérales du corps, en se continuant avec les fibres musculaires longitudinales, puis ils se portent en arrière, se rapprochent l'un de l'autre, et se terminent sur l'origine du penis, qu'ils embrassent, ainsi que la partie postérieure de la vésicule séminale. (Pl. VI, fig. 3 ; fig. 4, R, R.)

Les *muscles protracteurs* sont aussi au nombre de deux, mais beaucoup plus grêles et moins longs que les précédents. Ils s'attachent à l'origine du penis, derrière l'insertion des rétracteurs, et descendent ensuite sur les parties latérales de cet organe, dont ils s'écartent un peu, pour venir se terminer dans le fond du cul-de-sac que représente la queue, en dehors de la fente qu'on y observe. (Pl. VI, fig. 3 ; fig. 4, s, s.)

Lorsque le penis est renfermé dans le corps, les muscles protracteurs, en se contractant, le portent en arrière et le poussent contre la fente de la queue, qui doit s'ouvrir pour le laisser sortir. Les deux cônes creux et réunis par leur base, qu'il représente en arrière, en traversant cette ouverture, s'introduisent l'un dans l'autre ; et pour cela le cône postérieur sort le premier, se renverse sur lui-même et devient extérieur, tandis que le cône antérieur sort le dernier, ne se renverse pas, mais vient pour ainsi dire doubler l'intérieur du précédent.

Le penis est-il sorti, sa rentrée dans le corps est aisée à concevoir : les deux muscles rétracteurs, en agissant simultanément, le tirent directement en avant, et entraînent avec lui dans la cavité du corps, d'abord le cône antérieur, puis le postérieur. En rentrant, ce dernier se retourne sur lui-même, mais dans un sens inverse à celui de sa sortie, c'est-à-dire de son bord libre ou de sa base vers son sommet. Je n'ai jamais observé ces mouvements de rétraction et de protraction du penis, qui se font à ce qu'il paraît très lentement, mais j'ai rencontré tous les degrés possibles de sortie de cet organe, ce qui m'a conduit à en connaître le mécanisme (1).

Lorsque le penis est tout-à-fait caché dans le corps, la queue offre à l'extérieur une simple fente étroite, verticale; s'il commence à sortir, les lèvres de cette ouverture deviennent saillantes, puis elles s'entr'ouvrent et laissent sortir un tube cylindrique, épais, très court, formé par le cône postérieur, lequel ne tarde pas à se renverser entièrement, pour former au dehors l'espèce de cône creux pendant et mobile dont j'ai parlé (2). (Pl. VI, fig. 5, 6, 7, 8.)

D'après ce qui précède, il est évident qu'il y a réellement beaucoup d'analogie entre les mouvements du penis et ceux de la trompe; que ces deux organes son également munis de muscles rétracteurs et de muscles protracteurs; que leur extrémité saillante

---

(1) On peut, en comprimant la queue d'un échinorhynque mort récemment, et en appuyant en même temps, avec les mors d'une pince à disséquer, sur les côtés de l'ouverture caudale, faire sortir l'organe génital. On le voit faire saillie à travers la fente qu'il dilate, et se renverser peu à peu sur lui-même et successivement, comme cela s'observe pour le rectum dans les chutes de cet organe.

(2) Les organes génitaux du mâle ont été vus saillants au dehors sur plusieurs espèces d'échinorhynques par Goëze (*Naturgesch*, p. 155), Rathke (*Dansk. selsk. skrivt*, 5, B, p. 52), Zéder (*Erster Nachtrag.*, p. 128), Müller (*Zoolog. dan.*, v. II, t. 69, fig. 4), Rudolphi (*Entoz.*, t. I, p. 291), et par plusieurs autres naturalistes; mais ils n'ont été décrits que d'une manière fort incomplète. Sur quarante-quatre mâles que j'ai examinés à cet effet, les organes génitaux étaient sortis entièrement sur sept, en partie seulement sur dix, et tout-à-fait cachés dans le corps sur le reste. M. Bosc a vu les organes génitaux d'une espèce de tétrarhynque, saillants sous la forme d'un petit sac. Je pense, d'après plusieurs observations, qu'ils doivent avoir à peu près la même organisation. dans toutes les espèces d'acanthocéphales.

peut se retourner, se renverser sur elle-même pour rentrer et se cacher dans le corps , etc.

Seulement les mouvements de la trompe sont brusques, fréquents, et faciles à observer , tandis que ceux du penis se font lentement et d'une manière insensible. Il est possible que l'étroitesse de la fente de la queue soit la cause de la lenteur des mouvements du penis pendant qu'il la traverse (1).

Sécrétion spermatique. Il me semble raisonnable d'admettre, d'après ce que j'ai dit de la disposition et de la structure des organes de la génération chez l'échinorhynque mâle, que la liqueur séminale est sécrétée dans les deux corps cylindriques que j'ai nommés les testicules; qu'elle passe de là, par les canaux déférents, dans la vésicule, et qu'elle séjourne plus ou moins long-temps dans ce réservoir, d'où elle sort pour être évacuée par la verge.

2° DES ORGANES GÉNITAUX DE LA FEMELLE.

Ils se composent de deux ovaires et d'un seul oviducte.

Les ovaires sont deux longs et larges canaux cylindriques, un peu déprimés du haut en bas, qui remplissent presque à eux seuls toute la cavité du corps, et s'étendent depuis la trompe jusqu'à l'extrémité de la queue. (Pl. V, fig. 3, II, I, K, L.)

Ils sont situés au-dessus l'un de l'autre, et séparés, dans la plus grande partie de leur étendue, par une cloison moyenne. Le supé-

---

(1) Après la sortie du penis , l'ouverture de la queue se resserre bien évidemment sur le pédicule du cône qu'il représente ; aussi est-il très difficile et souvent même impossible de le faire rentrer dans l'abdomen et d'en opérer la réduction.

rieur, qui répond au dos, est plus petit que l'inférieur ou l'abdominal (1). (Pl. VIII, fig. 1, F, F, GG.)

Ils renferment une immense quantité d'œufs, et laissent entre eux et les parties latérales du corps deux longs espaces triangulaires, remplis par une sérosité limpide, et dans lesquels les canaux latéraux viennent faire saillie. (Pl. VI, fig. 3, HH.)

C'est dans la partie antérieure de ces espaces, et par conséquent sur les parties latérales et en dehors des ovaires, que sont logées les bandelettes flottantes que j'ai décrites. La membrane des ovaires adhère intimement aux fibres charnues longitudinales, dans les régions dorsale et abdominale ; sur les côtés, elle s'en sépare, pour venir s'adosser avec elle-même, et former la cloison commune. A un pouce ou un pouce et demi environ de la trompe, l'ovaire dorsal vient aboutir dans l'abdominal, par une ouverture taillée obliquement, et garnie d'un repli valvulaire, falciforme, à concavité antérieure, lequel est formé par l'extrémité correspondante de la cloison commune. (Pl. V, fig. 3, I ; pl. VIII, fig. 1, E.)

Au-delà de cette ouverture de communication, les deux ovaires sont réunis en une cavité spacieuse, cylindrique, qui remonte, en se rétrécissant, entre les bandelettes latérales et les muscles rétracteurs de la trompe, auxquels elle adhère, et finit par un long canal conique. Ce dernier se fixe à l'extrémité postérieure de la trompe. (Pl. V, fig. 3, K ; pl. VIII, fig. 1, B, A, C.)

---

(1) M. Rudolphi dit avoir trouvé, dans d'autres espèces d'échinorhynques moins volumineuses, un canal droit, étendu de la tête à la queue, assez large, formé d'une membrane très fine et contenant les œufs ; il s'étonne de n'avoir pu, ainsi que Goëze, le découvrir dans l'échinorhynque géant : *In isto itaque verme*, dit-il, *oviductus talis certissime non existit.* (*Ent.*, t. I, p. 293.) Un des moyens les plus faciles de s'assurer de la disposition des ovaires est de les examiner, ainsi que leur cloison commune, sur des coupes transversales du corps, faites à différentes hauteurs.

La cavité commune des ovaires envoie, quelques lignes au-dessus de l'ouverture de communication, un petit cul-de-sac qui se termine en adhérant aux muscles longitudinaux, et ne m'a pas paru également prononcé chez tous les individus.

L'un et l'autre ovaire se comportent d'une manière différente à leur extrémité postérieure : le dorsal vient finir en un cul-de-sac étroit, tout près de l'extrémité de la queue. (Pl. V, fig. 3, L; pl. VIII, fig. 1, II, fig. 2, A.)

L'abdominal, au contraire, après s'être rétréci, se continue avec un canal cylindrique, d'un blanc mat, à parois épaisses, légèrement flexueux, et long d'une ligne et demie à deux lignes; ce canal, d'abord assez large, devient ensuite plus mince, puis il se dilate de nouveau, et se rétrécit enfin pour se fixer à la partie moyenne de la queue. (Pl. V, fig. 3, M ; pl. VIII, fig. 1, I, fig, 2, B, C, D.)

Il s'ouvre à l'extérieur par un pore d'une telle petitesse, que le plus souvent on ne peut l'apercevoir, même avec une forte loupe. Chez quelques individus, cependant, ce pore est assez facile à distinguer, et précédé d'un enfoncement de l'extrémité de la queue.

Le canal qui termine l'ovaire abdominal, et que je regarde comme l'oviducte, adhère par sa face supérieure au cul-de-sac de l'ovaire dorsal, et se voit dès qu'on ouvre la queue d'un échinorhynque femelle.

Il est fixé à la couche musculaire interne par des filaments blanchâtres, très fins, dont la direction varie, et qui m'ont paru musculaires, au microscope.

Il est formé par un tissu blanc, mou, opaque, dans lequel on voit quelques fibres peu prononcées; sa cavité, assez marquée du côté de l'ovaire, est si petite à son insertion au corps, que je n'ai pu y faire passer un cheveu.

Toutes les fibres charnues longitudinales du corps se terminent, en convergeant les unes vers les autres, autour de ce pore central.

La membrane des ovaires est aussi fine et aussi transparente que
l'est chez l'homme la membrane hyaloïde (1); cependant sa résis-
tance est assez grande, surtout dans la cloison, et elle peut soutenir
sans se rompre une colonne de mercure d'un pouce de hauteur.
Examinée au microscope, elle m'a paru transparente, comme gélatineuse, et munie de quelques fibres peu prononcées.

3ᵉ DES ŒUFS ET DE LA GÉNÉRATION.

Les ovaires de l'échinorhynque sont remplis par des œufs,
dont le nombre s'élève certainement à plus de cent mille (2),
et qui sont tous réunis en deux longs cylindres, légèrement aplatis, interrompus de distance en distance, et dont le volume
est en rapport avec la capacité des ovaires, dans lesquels ils
flottent librement. Les œufs sont retenus et agglutinés par

---

(1) La transparence de la membrane des ovaires est sans doute la cause pour
laquelle les naturalistes n'ont pas bien connu la disposition des organes génitaux de l'échinorhynque femelle. Pour étudier cette membrane et y reconnaître
les particularités que j'ai indiquées, il faut, après avoir fendu longitudinalement
l'enveloppe musculo-cutanée du corps, plonger le ver dans l'eau, le fixer avec
des épingles sur une plaque de cire colorée, et faire tomber quelques gouttes
d'encre sur les ovaires. Leur membrane se colore, devient très visible, et peut
être parfaitement suivie à la vue simple. Lorsqu'on veut rendre la membrane
à sa première transparence, on verse dessus de l'acide oxalique dissous
dans l'eau ; l'encre ne tarde pas à disparaître, et la membrane à reprendre sa transparence. J'ai plusieurs fois employé ce moyen avec succès
pour reconnaître la disposition des tissus diaphanes des animaux. La dissolution
de nitrate d'argent, dont j'ai fait usage, dans le même but, ne m'a pas aussi
bien réussi.

(2) A l'aide du microscope, j'en ai compté 160 dans une petite masse qui ne
formait pas la millième partie de la masse des œufs renfermés dans les deux
ovaires.

13

une substance d'apparence gélatineuse. (Pl. V, fig. 3, HH ; pl. VIII, fig. 1, FF, GG.)

Ils peuvent être distingués à l'œil nu, sous l'apparence de molécules pulvérulentes, blanches, nageant dans le liquide dont on se sert pour délayer les paquets qu'ils forment par leur réunion. Si on les examine au microscope (1), on s'aperçoit qu'ils sont bien différents les uns des autres pour le volume, la forme, la couleur, etc. ; ce qui dépend de leur plus ou moins grande maturité. Voici les particularités qu'ils m'ont offertes.

A. Les plus petits de ces œufs sont alongés et parfaitement transparents. (Pl. VIII, fig. 8.)

B. D'autres, un peu plus volumineux que les précédents, sont elliptiques, réguliers, et contiennent un embryon blanc, opaque, dont la forme est très variable. Cet embryon est irrégulier, souvent linéaire, droit ou diversement contourné ; quand il est central, l'œuf est opaque au centre et transparent à la circonférence ; quand il est roulé et collé contre les parois de l'œuf, on observe une disposition inverse (2). (Pl. VIII, fig. 9.)

C. On trouve des œufs qui sont au moins deux fois aussi volumineux que les précédents, très longs, opaques vers la cir-

---

(1) La petitesse extrême de ces œufs, et leur nombre vraiment prodigieux, donnent beaucoup de poids à l'opinion de M. Duméril et de plusieurs autres naturalistes, qui pensent, contre le sentiment de Bloch, que les vers intestinaux peuvent être introduits par les voies digestives, pulmonaires, par l'intermède de la circulation, de la mère au fœtus, etc. (Voyez les réflexions intéressantes sur les vers intestins trouvés dans le corps des animaux, que M. Duméril a consignées dans le *Magasin encyclopédique*, t. V, cinquième année, p. 438, et suiv.)

(2) L'embryon paraît plongé au milieu d'un liquide transparent ainsi que la coque de l'œuf.

conférence, et demi-transparents vers le centre. (Pl. VIII, fig. 10.)

D. Enfin, les œufs parvenus à leur maturité sont d'un volume tout-à-fait disproportionné à celui des précédents. Ils sont au moins trente à quarante fois aussi volumineux que les plus petits, fort alongés, cylindriques, blancs, et presque entièrement opaques: les uns sont réguliers, unis; les autres sont irréguliers et un peu bosselés à leur surface; mais tous sont glabres (1). Les œufs sont mêlés ensemble sans aucune distinction, les plus petits à côté des plus gros, et dans le même rapport les uns aux autres, dans toute l'étendue des ovaires. (Pl. VIII, fig. 11, 12.)

Le mode de génération des échinorhynques était aussi peu connu que celui des autres vers intestinaux. M. Rudolphi pense que le mâle féconde leurs œufs, après qu'ils ont été pondus, comme dans la classe des poissons. Une observation curieuse que j'ai faite dans le cours de mes recherches, détruit entièrement cette opinion et ne laisse plus de doute sur cette question.

J'ai trouvé dans l'intestin grêle d'une truie qui venait d'être égorgée deux échinorhynques accouplés. Leurs têtes étaient fixées dans les parois intestinales, à certaine distance l'une de l'autre; la queue de la femelle était reçue dans l'espèce de cupule de celle du mâle, qui l'emboîtait exactement et

---

(1) Je n'ai pu trouver les corps celluleux ou aréolaires, plus ou moins orbiculaires, auxquels les œufs sont insérés, suivant M. Rudolphi. Ce naturaliste les a figurés et les regarde comme des cotylédons et des placenta communs, et termine en disant: *His sibi concessis, echin. gigas oviductu etiam carere potest, velut mammalium fœtus extra uterini placenta sua abdominis variis partibus inserti maturi fiunt.* Je ne saurais admettre cette conclusion de M. Rudolphi, qui repose uniquement sur l'existence de ces espèces de placenta.

13.

lui était assez adhérente. Je pus observer ces vers ainsi accouplés, pendant huit à dix minutes; je n'aperçus aucun mouvement
dans les organes génitaux, et, lorsqu'ils se furent séparés spon-
tanément, la queue de la femelle resta couverte d'une humeur
blanchâtre, épaisse, tenace, que je regrette de n'avoir pas
examinée au microscope. L'organe génital du mâle ne se retira
pas dans le ventre après la séparation. (Pl. VIII, fig. 13, B, C,
D, E.)

Ce fait prouve évidemment qu'il y a dans l'échinorhynque
géant un accouplement remarquable en cela que c'est le mâle
qui reçoit la femelle pour la féconder (1). Mais comment
s'opère la fécondation des œufs? La liqueur séminale du mâle
est-elle introduite par l'oviducte dans les ovaires pour vivifier les
œufs, comme on doit être porté naturellement à le penser
d'après l'observation que je viens de rapporter? ou bien, au contraire, la femelle fait-elle passer ses œufs dans l'espèce de cloche
que représente l'organe génital du mâle, afin de les soumettre à
l'impression vivifiante de la liqueur spermatique, et les fait-elle
ensuite rentrer dans ses ovaires, où ils continuent de se dévelop-
per? Cette dernière explication, qui paraît d'abord fort étrange
et contraire aux lois ordinaires de la nature, est cependant
celle qui me semble la plus probable, d'après les faits que je vais
exposer.

J'ai trouvé à différentes époques, et sur quatorze femelles bien

---

(1) Ce mode d'accouplement présente de l'analogie avec celui de certains
diptères, et de la mouche ordinaire (*M. domestica*) en particulier. On sait qu'il
y a dans ces insectes introduction d'une partie du corps de la femelle dans celui
du mâle. (*Voyez* Réaumur, *Hist. des insectes*, t. IV, p. 384 et suiv. — Cuvier,
Règne animal, t. III, p. 642.)

développées, l'extrémité de la queue embrassée par un corps conoïde, mou, rugueux à sa surface, d'un vert clair, demi-transparent, et dont le sommet libre était fermé ou percé d'une petite ouverture irrégulière. (Pl. VIII , fig. 5, A, B; fig. 6.)

La base de ce corps était concave pour embrasser la queue , à laquelle il adhérait assez fortement, mais dont on pouvait néan-moins le détacher sans rupture apparente. La concavité de la base était occupée par une tache blanche, opaque, arrondie. Ayant plongé la pointe d'une lancette au milieu de cette tache , il s'en écoula une humeur lactescente, formée par une immense quantité d'ovules, tous de même volume, transparents, alongés, et abso-lument semblables aux plus petits des œufs renfermés dans les ovaires. (Pl. VIII, fig. 7, A, B.)

Ce corps verdâtre, qui renfermait les ovules et les retenait appliqués contre le pore de l'extrémité caudale, était formé d'une matière grumeleuse , sorte d'humeur coagulée, dans la-quelle , au microscope , on ne pouvait distinguer aucune organi-sation.

Ce fait, au sujet duquel j'envoie à l'académie des pièces et des dessins, me parut assez intéressant pour être décrit avec soin. La substance verdâtre ne serait-elle pas la même que celle que j'ai trouvée sur une femelle après la copulation , et qui aurait été colorée par son contact avec la bile versée dans les intestins du cochon ? Je ne saurais décider cette question.

Après avoir exposé les observations que j'ai été à même de faire sur la génération de l'échinorhynque, j'ai émis, sur le mode de fécondation des œufs, l'opinion qui me paraît la plus probable : je n'y attache pas une grande importance ; j'espère que de nouvelles observations viendront la confirmer ou l'in-firmer.

Mais une autre question s'offre naturellement ici , et me

paraît aussi importante à résoudre que les précédentes : c'est la manière dont les œufs fécondés sortent du corps. Est-ce par la trompe, comme le veulent quelques auteurs, ou bien par le canal qui termine l'ovaire et s'ouvre à l'extérieur, par un pore à peine sensible sur le plus grand nombre des individus?

J'ai cherché en vain, sur tous les échinorhynques vivants que j'ai eus à ma disposition, à voir sortir les œufs par la trompe et par la queue.

J'ai comprimé avec force les deux extrémités du corps, sur plus de cent cinquante échinorhynques vivants ou morts, conservés dans leur état de flaccidité naturelle, ou distendus par de l'eau ; j'ai remarqué, pour la trompe, qu'elle s'alonge à mesure qu'on presse le corps, et qu'il en suinte bientôt, comme d'une éponge, un fluide jaunâtre, transparent, plus pesant que l'eau, et qui est quelquefois laiteux. Dans ce dernier cas, il paraît, au microscope, formé de globules arrondis, très petits, et distincts principalement sur les échinorhynques qui ont séjourné dans l'alcohol. Les globules ronds et opaques de ce fluide lactescent, lequel s'échappe aussi par les porosités de la peau pendant la compression exercée sur le corps (1), ne sauraient, sous aucun rapport, être confondus avec les ovules alongés et transparents renfermés dans les ovaires. Si on continue la compression, il se fait des ruptures au corps ou aux environs de la trompe, et les œufs véritables s'élancent avec force ; mais il m'a toujours été impossible d'en faire sortir, même un seul, par le pore central de la trompe (2).

---

(1) Pour bien observer l'issue de ce fluide par la trompe et par les pores de la peau, il faut comprimer le corps, en le tenant plongé dans un verre d'eau bien limpide. A mesure que le liquide laiteux s'échappe, on le voit gagner promptement le fond de l'eau.

(2) M. Otto a obtenu des résultats absolument semblables aux miens : il n'a jamais pu faire sortir les œufs par la trompe.

Quand on comprime la queue, le pore central ou l'orifice extérieur du canal, que je considère comme l'oviducte, laisse quelquefois échapper des gouttelettes de sérosité, d'autres fois il n'en sort absolument rien. Sur trois échinorhynques frais et sur deux conservés dans l'alcohol, je suis parvenu à faire sortir sans rupture, cet orifice, des œufs non fécondés.

Probablement que l'issue des œufs étant volontaire, dépend de mouvements particuliers qu'on ne saurait remplacer après la mort par des moyens artificiels; peut-être aussi, à certaines époques, l'oviducte et le pore central de la queue se dilatent-ils pour laisser sortir les œufs avec plus de facilité?

L'issue des œufs par la queue, effet de la pression exercée sur le corps; l'existence des ovules dans le corps vert qui coiffe la queue de plusieurs femelles ; l'impossibilité de faire sortir les œufs par la trompe, m'autorisent à ne point adopter l'opinion de M. Rudolphi et de plusieurs autres naturalistes, qui pensent que les œufs sortent du corps par le canal de la trompe (1).

---

(1) Les auteurs qui disent avoir fait sortir les œufs par le pore de la trompe, en comprimant le corps du ver, ont sans doute pris pour eux le fluide laiteux qui en suinte assez souvent pendant cette expérience.

APPENDICE

J'ai trouvé l'occasion de faire plusieurs remarques sur les maladies de ce ver.

1° Une des affections les plus communes qu'il présente, est une sorte de contracture ou plutôt d'atrophie partielle de son corps, qui peut se rencontrer dans diverses parties, mais plus souvent vers la queue que partout ailleurs. Dans l'endroit malade, le corps n'a pas quelquefois plus du quart de la grosseur des parties voisines ; il est ridé, très rugueux, peu ou point contractile, et fragile.

2° Rien n'est plus commun que de voir la peau de l'échinorhynque décollée dans une plus ou moins grande étendue, et séparée de la couche sous-cutanée par un liquide séreux, mêlé de flocons blanchâtres. Quelquefois ces décollements ne sont que partiels, et la peau paraît alors toute couverte d'ampoules ou de vésicules globuleuses, dont quelques unes ont le volume d'un pois, les autres étant plus petites. On trouve un exemple bien remarquable de ce cas dans la collection que M. Bremser a envoyée au muséum d'histoire naturelle.

3° J'ai vu des échinorhynques vivants dont une grande partie de la peau était décollée, rompue, et pendante sous forme de lambeaux. On ne trouvait au-dessous aucune trace de la formation de nouveaux téguments.

4° J'ai rencontré cinq à six échinorhinques atrophiés en plusieurs endroits, d'une flaccidité extrême, ne présentant que de faibles mouvements, et dont toute la peau était d'une couleur jaune gomme-gutte. Peut-être cette couleur était-elle due à l'action de la bile contenue dans le canal intestinal? Cependant, comme les autres vers qui étaient voisins, et soumis par conséquent aux mêmes circonstances, avaient conservé leur blancheur, je présume qu'elle venait d'une altération particulière de la peau.

5° J'ai plusieurs fois trouvé des échinorhynques morts et en partie décomposés, sur des cochons qu'on venait d'abattre. La tête était restée fixée dans le tubercule de l'intestin, et le corps, ramolli, n'offrait plus que des lambeaux mollasses, de quelques pouces de longueur.

CONCLUSION GÉNÉRALE

DES DEUX MÉMOIRES PRÉCÉDENTS.

Il est inutile sans doute de résumer les faits principaux rapportés dans la première et la seconde partie de ce mémoire. On trouvera, je pense, qu'ils font mieux connaître les êtres dont j'ai essayé d'éclairer l'histoire. La comparaison de leur organisation fera voir entre eux de grandes différences, comme l'existence ou la non-existence d'un système nerveux, d'un système digestif, etc., qui en entraînent nécessairement une foule d'autres secondaires. Ces caractères mieux déterminés, ces rapports et ces différences mieux connus, peuvent servir à établir dans la famille des vers intestinaux, des ordres bien distincts, et à fixer la place véritable qu'ils doivent occuper dans l'immense série des êtres du règne animal

FIN.

INDICATION

DES

PRÉPARATIONS ANATOMIQUES

PRÉSENTÉES A L'ACADÉMIE ROYALE DES SCIENCES,

A L'APPUI DES FAITS CONTENUS DANS MON MÉMOIRE (1).

N° 1. Ascaride lombricoïde femelle.

2. Coupes transversales du corps de l'ascaride lombricoïde femelle.

3. Lombric femelle ouvert longitudinalement du côté de l'abdomen.

4. Canal intestinal de l'ascaride lombricoïde, isolé.

5. Ascaride lombricoïde mâle.

6. Ascaride lombricoïde mâle, ouvert longitudinalement du côté de l'abdomen.

7. Lombric du cheval, individu femelle.

8. Lombric du cheval, individu mâle.

9. Coupes longitudinales et verticales de la queue du lombric (mâle et femelle).

10. Portion d'un ascaride, préparée de manière à faire voir les diverses couches qui forment les parois de la cavité splanchnique.

11. Extrémité antérieure du lombric du cheval, fendue en long du côté de l'abdomen, et présentant le mode de réunion des lignes latérales.

12. Portion de lombric fendue longitudinalement et prise vers la fin du

---

(1) Ces préparations ont été déposées dans le cabinet d'anatomie comparée du Muséum d'histoire naturelle.

14.

tiers antérieur du corps. Elle est vue par sa face interne ; un lambeau de peau et des couches musculaires sous-jacentes a été enlevé, afin de faire voir les vaisseaux nourriciers isolés.

Nᵒˢ 13. Vaisseaux et cecum nourriciers de l'ascaride lombricoïde.

14. Organes de la génération du lombric mâle.

15. Nœud que forme la dernière extrémité du conduit séminifère du lombric.

16. Organes génitaux du lombric femelle isolés et déroulés.

17. Vagin et matrice du lombric du cheval, avec le canal intestinal.

18. Lombrics et échinorhynques conservés dans l'essence de térébenthine.

19. Échinorhynque géant femelle.

20. Le même, fendu longitudinalement par l'abdomen.

21. Échinorhynque géant mâle.

22. Échinorhynque géant mâle ouvert longitudinalement.

23. Portion de l'un des canaux latéraux de l'échinorhynque.

24. Partie antérieure du corps d'un échinorhynque fendue longitudinalement, et vue par sa face abdominale, la peau étant enlevée, afin de faire voir le canal longitudinal sous-cutané de l'abdomen.

25. Coupes transversales du corps de l'échinorhynque femelle, pour faire voir la disposition des ovaires et leur cloison commune.

26. Canal que la cavité commune des ovaires de l'échinorhynque envoie à la trompe.

27. Extrémité postérieure des deux ovaires de l'échinorhynque.

28. Bandelettes latérales de l'échinorhynque.

29. Corps vert qui adhère à la queue de quelques échinorhynques femelles.

30. Le même corps et les œufs qu'il contenait répandus sur une plaque de mica.

31. Échinorhynque mort, et en partie décomposé, extrait dans cet état du canal intestinal d'un cochon.

32. Vingt lombrics mâles et vingt lombrics femelles.

33. Vingt échinorhynques mâles et vingt femelles.

34. Lombrics du cheval, mâles et femelles.

35. Peau du lombric, desséchée.

36. Lombrics ouverts, étendus et desséchés.

37. Peau de l'échinorhynque desséchée.

N⁰ˢ 38. Échinorhynques étendus et desséchés.

39. Nerf dorsal, fibres charnues longitudinales et vaisseaux latéraux d'un lombric, étendus sur une plaque de verre.

40. Terminaison de l'ovaire de la femelle du lombric, entre les vaisseaux et les appendices nourriciers.

41. Maladies des échinorhynques décrites à la page 60 de ce mémoire.

42. Organes de la génération de l'échinorhynque mâle.

TABLE DES MATIÈRES.

ANATOMIE DE L'ASCARIDE LOMBRICOÏDE.

CHAPITRE I.

CHAPITRE II.

ANATOMIE DE L'ÉCHINORHYNQUE GÉANT.

CHAPITRE I.

CHAPITRE II.

FIN DE LA TABLE

EXPLICATION

DES PLANCHES.

PLANCHE I.

Fɪɢ. 1. L'ascaride lombricoïde femelle, vu du côté de l'abdomen.

> A. La bouche, munie de ses trois tubercules.
> B. L'anus.
> C. Rétrécissement qui se trouve à la réunion du tiers antérieur du corps avec les deux tiers postérieurs.
> D. La vulve.
> E. E. Le nerf abdominal.

Fɪɢ. 2. Lombric femelle ouvert longitudinalement du côté de l'abdomen et retenu avec des crochets.

> A. A. Enveloppe extérieure musculo-cutanée.
> B. B. Les lignes latérales.
> C. Le nerf dorsal, visible à travers les appendices nourriciers.
> D. Les trois tubercules de la bouche, écartés les uns des autres.
> E. L'œsophage.
> F. F. L'estomac, laissant voir les matières jaunes qu'il renferme.
> G. Le commencement du canal intestinal, entouré par les circonvolutions des ovaires.
> H. Dilatation considérable du canal intestinal, près de sa terminaison.
> I. Le vagin s'enfonçant entre les vaisseaux et les appendices nourriciers pour s'ouvrir à l'extérieur.
> K. La matrice.
> L. Les deux longues cornes de la matrice se portant, en formant des flexuosités au-dessous du canal intestinal, jusque vers l'extrémité caudale, pour se continuer avec les ovaires.

M. M. Les circonvolutions des ovaires, telles qu'on les trouve le plus ordinairement
en ouvrant l'abdomen.

N. Couche interne du corps formée par les vaisseaux et appendices nourriciers.

Fig. 3. Ascaride lombricoïde mâle, vu du côté droit.

A. La tête et les trois tubercules de la bouche.

B. La queue, qui est triangulaire, recourbée en forme de crochet du côté de
l'abdomen ; on y voit :

C. Le penis, qui sort de la partie antérieure de l'anus, sous l'apparence d'un petit
appendice filiforme.

D. La ligne latérale droite.

Fig. 4. Le même lombric, ouvert du côté de l'abdomen.

A. Enveloppe extérieure.

B. B. Lignes latérales.

C. La tête.

D. L'œsophage.

E. L'estomac.

F. Le penis, sortant par la partie antérieure de l'anus.

G. Le réservoir séminal, situé au-dessous du canal intestinal.

H. H. Le tube séminifère ou le testicule, remontant autour du canal intestinal,
qu'il entoure de ses nombreuses circonvolutions.

Fig. 5. Lombric du cheval. Individu femelle, vu du côté de l'abdomen.

A. Tête.

B. Anus.

C. Rétrécissement situé à la réunion du quart antérieur du corps, avec les trois
quarts postérieurs.

D. Vulve.

E. Nerf abdominal visible à travers l'enveloppe extérieure.

PLANCHE II.

Fig. 1. La bouche et l'œsophage d'un ascaride lombricoïde, ouverts longitudinalement du côté de l'abdomen, et retenus par des crochets (vus au
microscope).

A. Tubercule supérieur de la bouche.

B. B. Les deux tubercules inférieurs.

C. Granulations qu'on rencontre en dedans de la bouche.

D. Cavité triangulaire de l'œsophage.

E. Bords de la coupe de l'œsophage, indiquant l'épaisseur de cet organe.

F. Orifice inférieur de l'œsophage, de forme triangulaire.

G. Commencement de l'estomac.

Fig. 2. Œsophage du lombric de grandeur naturelle.

Fig. 3. Portion d'ascaride lombricoïde fendue longitudinalement et prise ver-
la fin du tiers antérieur du corps, vue par sa face interne.

A. A. A. Conduits et appendices nourriciers.

B. B. B. B. Terminaison des conduits nourriciers près des lignes latérales.

C. C. Lignes latérales sur lesquelles on voit le vaisseau médian.

D. Nerf abdominal.

E. E. Quelques vaisseaux nourriciers rompus par leur partie moyenne.

Fig. 4. Coupe transversale de l'œsophage.

A. Enveloppe extérieure de cet organe.

B. Cavité de l'œsophage.

C. Fibres charnues étendues, comme des rayons, de la membrane externe à la
membrane interne.

Fig. 5. Elle représente la coupe transversale du corps du lombric, faite vers le
milieu de son tiers antérieur.

A. La peau.

B. Les deux couches musculaires.

C. Cavité de l'estomac.

D. D. Vaisseaux absorbants, naissant des bords de l'estomac, et laissant entr'eux
un espace triangulaire dans lequel viennent faire saillir les lignes latérales E. E.

F. F. Disposition des appendices nourriciers autour de l'estomac.

G. Le nerf dorsal.

H. Le nerf abdominal.

Fig. 6. Grandeur naturelle de la coupe précédente.

Fig. 7. Elle représente la forme et la disposition des appendices nourriciers qui
ont été enlevés, avec un faisceau de fibres charnues longitudinales auxquelles ils sont demeurés adhérents.

A. A. Faisceau de fibres musculaires.

B. B. Les appendices nourriciers.

C. C. Vaisseaux nourriciers en partie rompus.

Fig. 8. Elle représente les organes de la génération du lombric mâle, extraits
du corps, et de grandeur naturelle.

> A. Le penis.
> B. Le réservoir séminal.
> C. C. Le tube séminifère ou le testicule.
> D. Terminaison du tube séminifère par un petit nœud, qui ressemble à un flocon
> grisâtre, fixé aux vaisseaux nourriciers.

Fig. 9. Penis du lombric, vu au microscope.

> A. Sa pointe ou son sommet percé d'un pore.
> B. Sa base reçue dans une sorte de renflement que lui présente l'extrémité du
> réservoir séminal, unie à l'intestin.
> C. Cavité du penis, qu'on voit à raison de la transparence de cet organe.

Fig. 10. Nœud que forme la dernière extrémité du conduit séminifère de l'ascaride lombricoïde, vu au microscope.

> A. Le canal séminifère.
> B. Substance pulpeuse qui entoure son nœud.

PLANCHE III.

Fig. 1. Extrémité antérieure de l'ascaride lombricoïde, vue du côté de l'abdomen.

> A. A. Les deux tubercules inférieurs de la bouche.
> B. Le tubercule supérieur.
> C. Le cordon nerveux abdominal venant se terminer entre les deux tubercules
> inférieurs.

Fig. 2. Les trois tubercules de la bouche du lombric, vus de face et rapprochés
entre eux.

> A. Tubercule supérieur.
> B. B. Tubercules inférieurs.
> C. Lignes ponctuées indiquant la circonférence du corps.

Fig. 2 *bis*. Les trois tubercules de la tête du lombric, écartés de manière à faire
voir l'excavation qu'ils offrent en dedans, et l'ouverture triangulaire
de la bouche.

> A. Tubercule supérieur.

B. B. Tubercules inférieurs.
C. C. C. Excavation que les tubercules présentent en dedans.
D. Ouverture de la bouche.
E. Lignes ponctuées indiquant la circonférence du corps.

Fig. 3. Un des tubercules de la bouche, isolé et vu de profil.

A. Sillon qui le sépare du corps, à sa base.
B. Face extérieure ou convexe de ce tubercule.
C. Face interne offrant en haut un angle saillant.
D. Excavation de la partie inférieure de cette dernière face.

Fig. 4. Tête du lombric du cheval.

A. Le tubercule supérieur de la bouche.
B. Étranglement particulier qu'il présente vers son sommet.
C. Fente qu'il offre dans sa portion située au-dessus de cet étranglement.
D. Commencement du nerf dorsal.

Fig. 5. La même pièce vue de face.

A. Tubercule supérieur.
B. B. Tubercules inférieurs.
C. Espèce d'étoile d'une forme spéciale, constituée par la réunion des trois tubercules de la bouche.

Fig. 6. Muscle longitudinal de l'abdomen.

A. Extrémité antérieure du muscle longitudinal de l'abdomen, se séparant en deux faisceaux qui vont se rendre dans
B. B. Les tubercules inférieurs de la bouche.

Fig. 7. Extrémité de la queue du lombric femelle, vue du côté de l'abdomen.

A. L'anus.
B. Petit point noir qui se trouve au sommet de la queue.
C. Terminaison du nerf abdominal.
D. Cavité du corps.

Fig. 8. Queue du lombric mâle, vue par sa face dorsale.

A. Saillie moyenne et longitudinale de cette face.
B. B. Sillons qui la bornent latéralement.
C. Extrémité de la queue.
D. Cavité du corps.

Fig. 10. Même pièce vue du côté gauche.

   A. Saillie longitudinale du dos.
   B. Sillon profond qui borne cette saillie sur les parties latérales.
   C. Le penis sortant par la partie antérieure de l'anus.

Fig. 11. Coupe transversale de la queue du lombric mâle.

   A. Enveloppe extérieure.
   B. Cavité du canal intestinal.
   C. Réservoir séminal.

Fig. 12. Coupe transversale de la queue du lombric femelle.

   A. Enveloppe extérieure.
   B. Cavité du canal intestinal, lequel adhère de toutes parts à l'enveloppe précédente.

Fig. 13. Portion d'un ascaride lombricoïde fendu longitudinalement, étendue et préparée de manière à faire voir les diverses couches qui forment les parois de la cavité splanchnique. (Pièce vue au microscope.)

   A. La peau.
   B. Les fibres musculaires transversales ou externes.
   C. Les fibres musculaires longitudinales ou internes.
   D. Les appendices nourriciers, dont on ne voit que les bases, et qui ressemblent assez bien à une réunion de petites vésicules transparentes.
   E. E. Le nerf dorsal descendant entre les fibres musculaires longitudinales et les appendices nourriciers du corps.
   F. La ligne latérale droite.
   G. Face abdominale du corps.
   H. H. Insertions isolées des fibres charnues longitudinales sur les fibres transversales et dans leurs intervalles.

Fig. 14. Extrémité antérieure du lombric du cheval, fendue en long du côté de l'abdomen, et présentant le mode de réunion des lignes latérales. (Pièce vue au microscope.)

   A. A. Les deux tubercules inférieurs de la bouche.
   B. L'œsophage.
   C. Le commencement de l'estomac.

D. D. Les lignes latérales.

E. Arcade anastomotique que les deux vaisseaux médians des lignes latérales forment entre eux au-dessous de l'œsophage.

F. Jonction des deux lignes latérales autour des tubercules de la bouche et du commencement de l'œsophage.

PLANCHE IV.

Fig. 1. Elle représente les organes génitaux de l'ascaride lombricoïde femelle.

A. Le vagin.
B. L'utérus.
C. C. Les deux cornes de l'utérus.
E. E. Les circonvolutions des ovaires, déroulées et isolées.
E. E. Dernière extrémité des ovaires.

Fig. 2. Le vagin et le commencement de la matrice du lombric du cheval.

v. Le vagin.
n. n. Les cornes de la matrice.

Fig. 3. Matière grumeleuse, blanchâtre, dont les molécules sont irrégulières, amorphes, et qu'on trouve dans les dernières ramifications des ovaires (Vue au microscope, ainsi que les figures suivantes.)

Fig. 4. Matière blanche renfermée dans les ovaires, à peu près au milieu de leur longueur ; elle est formée de corpuscules linéaires, pointus par une de leurs extrémités et obtus par l'autre.

Fig. 6. Œufs contenus dans les ovaires, à quelque distance de l'endroit où ils se continuent avec les cornes de la matrice.

Fig. 7. Œufs pris dans l'extrémité des cornes de la matrice et le commencement des ovaires.

Fig. 8. Œufs triangulaires remplissant toute la matrice d'un lombric femelle.

Fig. 9. Œufs arrondis, les uns réguliers, les autres **irréguliers** et comme bosselés, qu'on rencontre dans un assez grand nombre de lombrics.

Fig. 10. Œufs pris dans la matrice près le vagin ; ils sont dans leur état de
maturité.

Fig. 5 et 11. Œufs déformés par leur séjour dans l'esprit-de-vin.
Fig. 12. Liqueur renfermée dans le réservoir séminal du lombric mâle.

Fig. 13. Liqueur contenue dans les ramifications du canal spermatique.

PLANCHE V.

Fig. 1. Échinorhynque géant femelle, aplati, flasque, tout couvert de rides,
tel qu'on le trouve vivant dans le canal intestinal; grandeur naturelle.

A. Extrémité antérieure terminée par une trompe armée de crochets.
B. Extrémité caudale.

Fig. 2. Le même ver, mort et détendu par l'eau dans laquelle il a été plongé.
Il est ferme, élastique, cylindrique, etc. ; grandeur naturelle.

A. Extrémité globuleuse de la trompe.
B. Le col.
D. Le corps·
D. La queue.

Fig. 3. Le même ver fendu longitudinalement par l'abdomen. L'ovaire abdominal
est ouvert dans toute sa longueur ; les œufs qu'il contenait ont été
ôtés, de sorte qu'il ne reste que ceux de l'ovaire dorsal. (Grandeur
naturelle.)

A. Tête de la trompe, qu'on voit à l'extérieur.
B. Corps de la trompe, caché dans la cavité viscérale.
AB. Muscles protracteurs de la trompe.
C. C. Muscles rétracteurs de la trompe.
D. D. Bandelettes latérales.
E. E. Canaux longitudinaux.
F. F. Fibres charnues longitudinales du corps.
G. G. G. Ovaire supérieur ou dorsal, contenant des œufs réunis en cylindre, inter-
rompu de distance en distance, et d'autant plus volumineux qu'on l'examine
plus près de l'extrémité antérieure du corps.

H. H. Les œufs.

I. Ouverture de l'ovaire dorsal dans l'abdominal.

K. Petit cul-de-sac que la cavité commune des ovaires forme vers le col, avant d'aller s'insérer à la trompe.

L. Dernière extrémité de l'ovaire dorsal.

M. Canal à parois blanches, épaisses (oviducte), lequel termine l'ovaire abdominal.

PLANCHE VI.

Fig. 1. Échinorhynque géant mâle, nouvellement extrait du canal intestinal. Corps aplati, mou, couvert de rides. (Grandeur naturelle.)

A. Tête.

B. La queue : les organes génitaux externes étant retirés.

C. Fente de l'extrémité de la queue.

Fig. 2. Un autre individu du même sexe, mort, le corps étant détendu par l'eau dans laquelle il est resté plongé. Il est ferme, cylindroïde, élastique.

A. La trompe.

B. Le col.

C. La queue.

D. Organe génital externe, saillant au dehors sous la forme d'une petite cloche alongée, dont le pédicule adhère au sommet de la queue.

Fig. 3. Le même ver, fendu longitudinalement par l'abdomen. Pour l'explication des organes intérieurs, voyez la figure suivante.

Fig. 4. Le même individu, vu à la loupe.

A. La tête de la trompe avec ses crochets.

B. Portion de la trompe renfermée dans le corps.

C. Muscles rétracteurs de la trompe.

D. D. Bandelettes latérales.

E. E. Canaux latéraux.

F. Testicule antérieur.

G. Canal membraneux que ce dernier organe envoie à l'extrémité postérieure de la trompe.

H. Le testicule postérieur.

I. I. Les deux canaux déférents auxquels les testicules donnent naissance par leur partie postérieure.

K. Canal unique qui résulte de la jonction des deux précédents.

L. Dilatations du canal déférent, qui constituent la vésicule séminale.

M. Le penis, qui succède à la vésicule séminale.

N. Cône creux antérieur du penis.

O. Cône creux postérieur, réuni base à base avec le précédent, et adhérant par son sommet à

P. L'ouverture de la queue.

Q. Sorte de rosette en godet que présente en avant le penis, à l'endroit où il se continue avec la vésicule séminale.

R. R. Les muscles rétracteurs du penis.

S. S. Les muscles protracteurs du même organe.

Fig. 5. Extrémité de la queue de l'échinorhynque mâle, les organes génitaux externes étant tout-à-fait retirés dans l'abdomen.

A. Fente linéaire dont les lèvres sont fort minces, et qui est placée à l'extrémité de la queue.

Fig. 6. Même pièce : les lèvres de la fente sont poussées en arrière, arrondies et saillantes.

Fig. 7. Même pièce : les lèvres de la fente sont renversées par le cône postérieur du penis, qui sort en partie sous la forme d'un cylindre très court, percé à son extrémité.

Fig. 8. Même pièce, l'organe génital externe étant entièrement sorti de l'abdomen.

A. Pédicule de l'organe génital externe.
B. Sa face externe.
C. Sa face interne ou sa cavité.

Fig. 9. La pièce précédente, fendue longitudinalement.

A. A. Enveloppe extérieure du corps se continuant manifestement avec
B. B. La membrane externe de l'organe génital, formant le cône postérieur, lequel est devenu extérieur en se renversant lors de sa sortie.
C. La cavité conique de l'organe génital, tapissée par le cône antérieur qui s'est introduit dans le postérieur, et se continue avec
D. La cavité du penis. (Elle est fendue suivant sa longueur.)
E. E. Endroit où les deux cônes se réunissent.

F. Espace qui reste entre les deux cônes ainsi reçus l'un dans l'autre, et communique avec la cavité viscérale.

G. G. Portion des muscles protracteurs du penis.

Fig. 10. Elle représente l'extrémité antérieure de l'échinorhynque, la trompe étant sortie. (Vue au microscope ainsi que les figures suivantes.)

A. Tubercule central qui se voit au sommet de la trompe.

B. Pédicule qui supporte l'éminence sphérique de la trompe.

C. Sillon qui sépare ce pédicule du col.

D. Le col.

E. Le commencement du corps.

F. Crochets dont la tête est hérissée.

Fig. 11. L'éminence sphérique de la trompe vue de face. On voit au milieu le tubercule central et le pore ou l'ouverture de la trompe ; on observe la disposition des crochets en quinconce.

Fig. 12. Un des crochets de la trompe vu de profil, et sous une très forte lentille.

A. Sa pointe.

B. Sa base reçue dans un renflement particulier de l'éminence sphérique de la trompe.

Fig. 13. Elle représente la coupe transversale d'un échinorhynque femelle faite vers la partie moyenne du corps.

A. La peau.

B. Les deux couches musculaires et la substance pulpeuse sous-cutanée.

C. Le canal sous-cutané du dos.

D. Le canal sous-cutané de l'abdomen.

E. E. Les canaux latéraux.

F. Cavité de l'ovaire dorsal.

G. Cavité de l'ovaire abdominal.

H. H. Espaces triangulaires restant entre les ovaires et le corps, et dans lesquels les canaux latéraux font saillie.

I. Cloison commune des ovaires.

PLANCHE VII.

Fig. 1. Elle représente la trompe de l'échinorhynque retirée dans le col, qui s'est renversé pour la recevoir, et s'est enfoncé avec elle dans le corps, suivant le premier mode de rétraction.

A. Lignes ponctuées indiquant la place que la trompe et le col occupent dans le corps.
B. Le sommet de la trompe.

FIG. 2. Même pièce, fendue longitudinalement et dans le sens vertical.

A. Lignes ponctuées indiquant la place qu'occupaient la trompe et le col avant de se retirer dans le corps.
B. La tête de la trompe reçue toute armée dans
C. Le col renversé, retourné sur lui-même.
D. La trompe fendue longitudinalement, ayant son canal ouvert.
E. Muscles protracteurs de la trompe.
F. Un des muscles rétracteurs supérieurs; l'autre a été enlevé.
G. Un des muscles rétracteurs inférieurs; l'autre a été emporté.
H. Une des bandelettes latérales.
K. Extrémité de la cavité commune des ovaires qui se fixe à la trompe.

FIG. 3. Extrémité antérieure du corps de l'échinorhynque, ouverte longitudinalement par en haut, et retenue avec des crochets.

A. La tête de la trompe.
B. Le corps de la trompe embrassé par
C. C. Les muscles protracteurs, qui sont fixés d'une part au sommet du col, et de l'autre à l'extrémité postérieure de la trompe.
D. D. Les deux muscles rétracteurs supérieurs (ils sont écartés l'un de l'autre, parceque la section du corps a été faite entre eux).
E. E. Les deux muscles rétracteurs inférieurs.
F. F. Bandelettes latérales.
On a coupé le prolongement que l'ovaire envoie à la trompe, afin de mieux faire voir les muscles de ce dernier organe.

FIG. 4. Extrémité antérieure du corps de l'échinorhynque, la trompe étant retirée dans le corps et renversée sur elle-même, de telle manière que sa face externe est devenue interne, *et vice versâ*, en suivant le second mode de rétraction.

A. Le corps.
B. Le col.
C. Cavité qu'on trouve au sommet du col, et de laquelle on voit sortir, la pointe en avant, les crochets de la base de l'éminence sphérique de la trompe.

Fig. 5. La même pièce, fendue longitudinalement.

A. Enveloppe du corps.
B. Enveloppe du col.
C. Éminence sphérique de la trompe retournée sur elle-même, les crochets en dedans.
D. Corps cylindrique de la trompe fendue dans une partie de son étendue, de sorte qu'on voit sa cavité centrale.
E. E. Muscles protracteurs.
F. F. Muscles rétracteurs supérieurs.
G. G. Muscles rétracteurs inférieurs.
H. H. Bandelettes latérales.

Fig. 6. Elle représente un échinorhynque dont la tête est fixée dans une portion d'intestin.

A. Portion d'intestin, vue par sa face interne.
B. Saillie que forme en dedans de l'intestin le tubercule dans lequel la tête se trouve plongée.
C. Le col introduit dans la perforation de l'intestin.
D. Portion du corps de l'échinorhynque.

Fig. 7. Elle représente

A. Le tubercule dans lequel la trompe de l'échinorhynque est enfoncée, et qui a été séparé de l'intestin.
B. Le corps de l'échinorhynque.

Fig. 8. Elle offre la coupe verticale du tubercule précédent, vu à la loupe.

A. A. Les deux moitiés séparées, écartées.
B. B. La cavité qui logeait la tête de l'échinorhynque, sur lesquelles parties elle est exactement moulée.

PLANCHE VIII.

Fig. 1. Elle représente les deux ovaires de l'échinorhynque géant, retirés du corps et de grandeur naturelle ; l'ovaire abdominal est vu par devant et ouvert dans une partie de son étendue.

A. La trompe.
B. Canal que la cavité commune des ovaires envoie à la trompe.

C. Cavité commune des ovaires, ouverte pour faire voir son intérieur : les lambeaux de l'incision sont maintenus écartés par des crochets.

D. Entrée du cul-de-sac formé par cette même cavité.

E. Ouverture de l'ovaire dorsal dans l'abdominal, à l'extrémité de la cloison commune qui se termine par le bord concave qu'on voit en arrière de cette ouverture.

F. F. Œufs contenus dans l'ovaire abdominal.

G. G. Œufs contenus dans l'ovaire dorsal et séparés des précédents par la cloison commune.

H. Cul-de-sac formé par la terminaison de l'ovaire dorsal.

I. Oviducte ou canal par lequel se termine l'ovaire abdominal.

Fig. 2. Extrémités postérieures des deux ovaires, vues de profil et considérablement grossies.

A. Cul-de-sac formé par l'ovaire dorsal.

B. Extrémité postérieure de l'ovaire abdominal se continuant avec

C. L'oviducte.

D. Insertion de ce dernier canal à la partie moyenne de la queue.

E. E. Enveloppe du corps.

Fig. 3. Elle représente le corps conoïde creux, d'une couleur verte, que j'ai trouvé adhérent à l'extrémité de la queue de plusieurs échinorhynques femelles. (Vu de profil, et de grandeur naturelle.)

Fig. 4. Le même corps vu au microscope.

A. Son sommet.

B. Sa cavité qui reçoit la queue.

C. Tache blanche qu'on remarque au fond.

Fig. 4 *bis*. Le même, vu de face et au microscope, mais l'humeur laiteuse qu'il contenait

A. S'est épanchée tout autour en

B. Et se trouve formée par une immense quantité d'ovules d'une grande ténuité, transparentes, ellipsoïdes, sans embryons.

Fig. 5. Elle représente l'extrémité de la queue d'un échinorhynque femelle embrassée et coiffée pour ainsi dire par le corps précédent. (Vue au microscope.)

A. La queue.

B. Le corps vert.

Fic. 6. La même pièce, de grandeur naturelle.

Fic. 8. OEufs transparents, non fécondés, qu'on trouve dans les ovaires melan-
gés avec les suivants.

Fic. 9. OEufs fécondés dans lesquels on aperçoit un embryon ordinairement
central, et dont la forme est très variable.

Fic. 10. Les mêmes œufs, dans un état plus grand de developpement ; ils sont
opaques à la circonférence et transparents au centre.

Fic. 11 et 12. Les œufs parvenus à leur maturité.

Fic. 13. Elle représente deux échinorhynques pendant l'accouplement.

    A. Portion d'intestin iléon ouverte.
    B. Corps de la femelle.
    C. Le mâle fixé dans l'intestin par sa trompe.
    D. L'organe génital du mâle embrassant et recevant dans sa cavité
    E. L'extrémité de la queue de la femelle.

FIN.

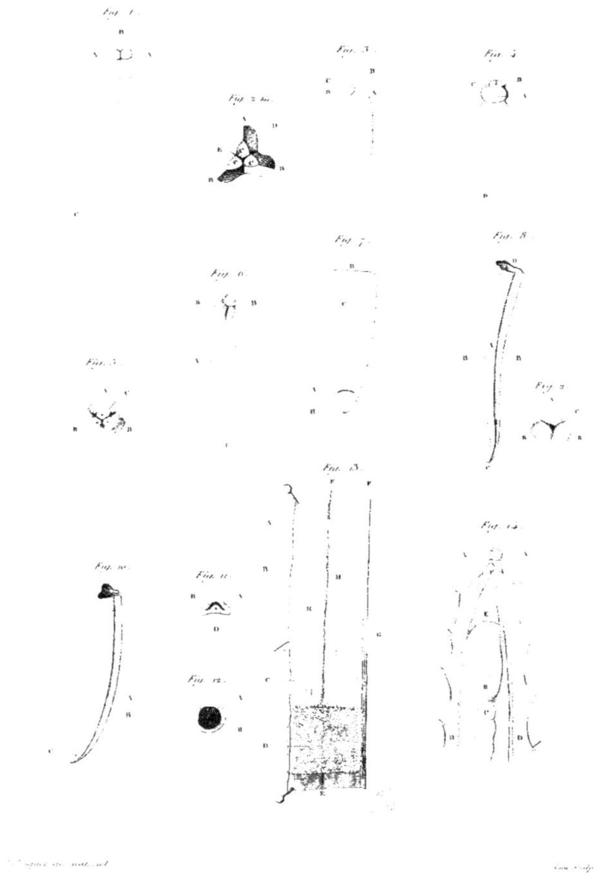

Fig. 1.

Fig. 2 bis.

Fig. 3.

Fig. 5.

Fig. 6.

Fig. 7.

Fig. 8.

Fig. 9.

Fig. 4.

Fig. 10.

Fig. 11.

Fig. 12.

Fig. 13.

Fig. 14.

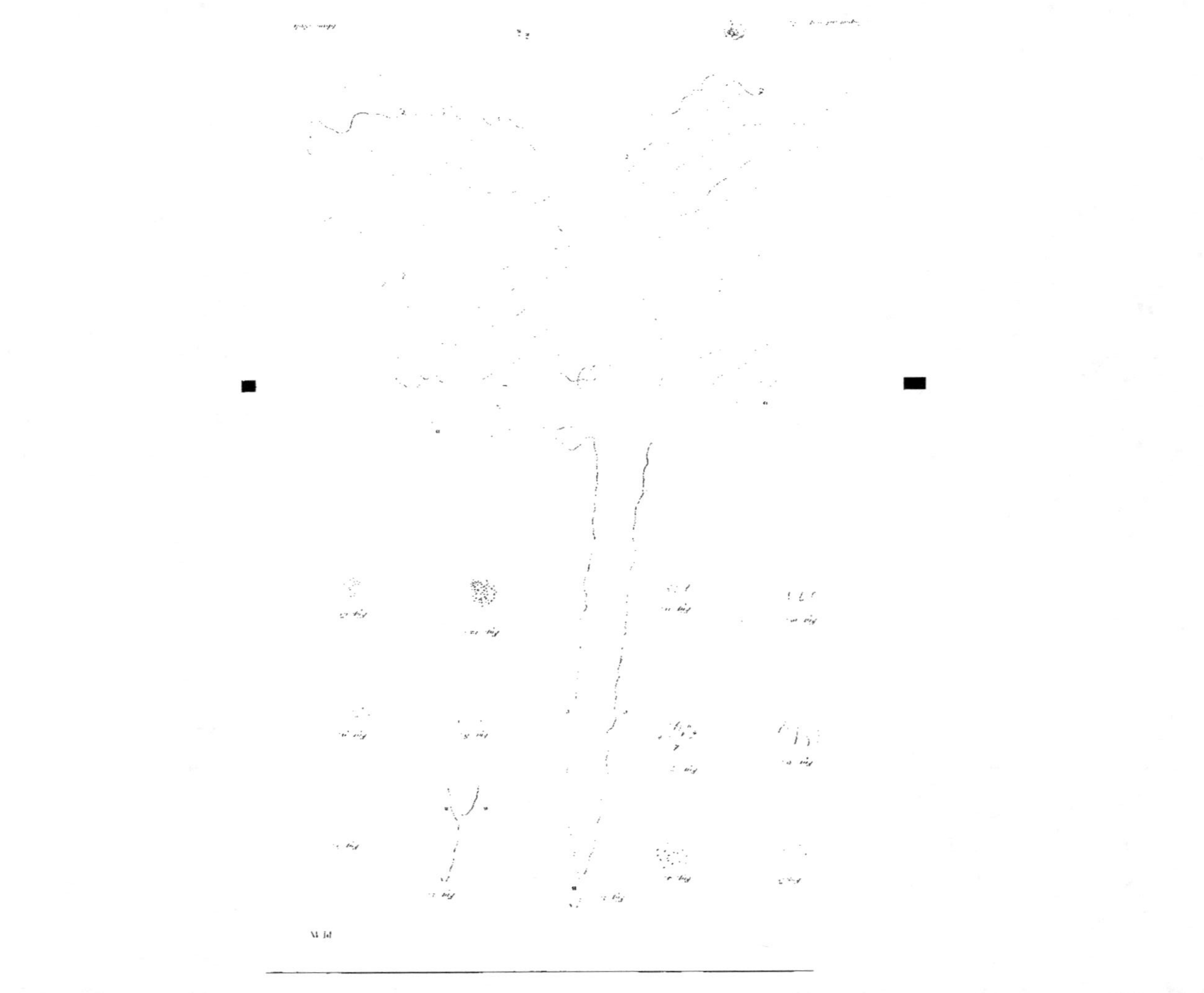

Pl. VII

Fig. 1. [illegible]

Fig. 2. [illegible]

Fig. 3. [illegible]

Fig. 4. [illegible]

Fig. 5. [illegible]

Fig. 6. [illegible]

Fig. 7. [illegible]

PLATE
Fig. 1
Fig. 2
Fig. 3
Fig. 4
Fig. 5
Fig. 4 bis
Fig. 6
Fig. 13
Fig. 8
Fig. 9
Fig. 10
Fig. 11
Fig. 12